한방
키
키우기

한방 키 키우기

성장에 관한 한의학의 모든 것~

이 책을 읽지 않고는 아이의 성장에
관해 말할 자격이 없다

건강다이제스트 社

C O N T E N T S

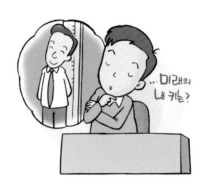

제 3 장 부모의 관심이 키 크기 좌우합니다

제 4 장 한방으로 키가 크게 할 수 있어요!

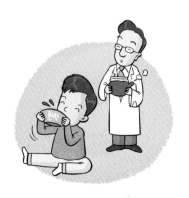

CONTENTS

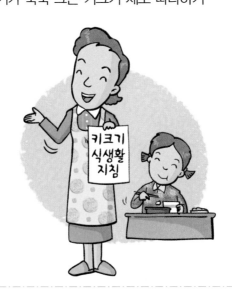

제 7 장 키 쑥쑥 크게 하는 생활요법 15가지

제 8 장 롱다리는 잠꾸러기

노력하면 키는 클 수 있어요!

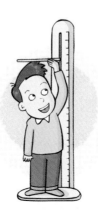

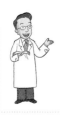

노력하면
키는 클 수 있어요!

현대는 바야흐로 롱다리 시대다. 얼짱, 몸짱 열풍과 함께 키짱 열풍 또한 우리 사회의 키워드가 되고 있다. 일단 키는 크고 봐야 한다. 시집·장가를 잘 가기 위해서도, 출세를 위해서도 훤칠한 키는 분명 플러스 요인이 된다.

한 통계 자료에 의하면 우리나라 고등학생의 경우 희망키가 남학생의 경우는 181㎝이고, 여학생의 경우는 170㎝인 것으로 나타났다.

이 같은 사회 분위기 속에서 키 작은 사람들이 받는 스트레스는 일반인들의 상상을 훨씬 초월한다. 롱다리가 중요한 외모 판단의 기준으로 등장하면서 상대적으로 키가 작은 사람들은 당연히 주눅들고 움츠러들기 마련인 것이 오늘날의 현실이다.

사정이 이렇다보니 방학 때만 되면 이른바 '성장 클리닉'이라고 이름 붙은 곳은 문전성시를 이룬다. '혹시 내 아이의 키가 작으면 어쩌나?' 하는 부모들의 우려가 빚은 결과이다.

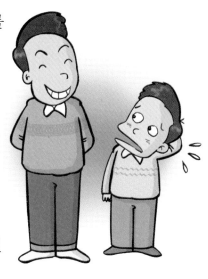

그렇다면 어릴 적부터 성장 클리닉을 찾아다니고, 또 약물을 복용한다고 해서 키는 과연 기대한 것만큼 자랄 수 있는 것일까?

지금까지의 연구 결과에 의하면 키가 커지는 것은 70% 이상이 노력 여하에 달려 있으며, 유전적인 요인은 23%뿐이라는 것이다.

이는 대한소아과학회에서 발표한 한국 소아의 신장 및 체중 백분율의 1985년 자료와 1998년 자료를 비교해본 결과 얻은 결론이다.

이 연구 자료에 의하면 초등학교 6학년생의 신장 변화를 보면 약 13년 사이에 남자의 평균 신장은 3.4cm가 커졌고, 여자의 경우는 3.1cm가 커진 것으로 나타났던 것이다.

중학교 3학년생의 경우에도 남자는 3.7cm, 여자는 3.2cm나 키가 더 커져 있었다. 이들은 모두 한국인 고유의 유전자를 물려받은 한국인들이었다.

따라서 여기서 한 가지 중요한 결론을 이끌어낼 수 있다. 신장은 결코 선천적으로 결정되어지는 것은 아니라는 점이다.

그렇다면 무엇이 키가 커지는 것을 결정할까?

키가 커지는 것을 결정하는 요소는 유전적인 요인이 23%, 영양이 31%, 운동 20%, 그리고 '환경이 16%를 차지한다는 것이 오늘날 학계에서 가장 설득력을 얻고 있는 이론이다.

이 사실에서 알 수 있듯 키가 크는 것을 결정하는 요인 중 70% 이상은 후천적인 요소에 의한다고 할 수 있다.

따라서 만약 키가 100명 중 3번째 이내로 작거나 소아 연령에서 한해동안 4cm 미만으로 키가 자랄 때는 일단 성장장애가 있는 것으로 보고 키를 크게 할 수 있는 방법을 강구해야 한다.

왜냐하면 동일한 성(性)의 어린이 100명을 무작위로 뽑아 일렬로 세웠을 때 하위 1~3번째인 경우를 이른바 '왜소증'이라 일컫고 있기 때문이다.

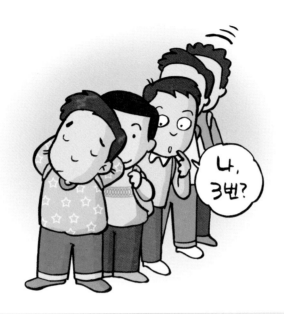

이럴 때 한 번쯤…
성장장애를 의심해보세요!

· 1년에 4cm 이하로 자랄 때

· 또래 아이보다 10cm 이상 차이가 날 때

· 반에서 3번째 이하일 때

· 사춘기가 되었는 데도 여학생의 경우 150cm 이하,
  남학생의 경우 160cm 이하일 때

· 키가 자라지 않으면서 다리나 허리가 간혹 아플 때

· 심한 비만일 때

· 허리나 어깨가 굽어서 체형이 나빠졌을 때

〈 2005년도 학생 평균 성장 표준치 〉

구 분		키 (cm)		몸무게(kg)	
		남(男)	여(女)	남(男)	여(女)
초등학교	1학년(만6세)	120.63	119.60	23.96	22.78
	2학년(만7세)	126.67	125.24	27.13	25.89
	3학년(만8세)	132.07	131.10	30.73	29.39
	4학년(만9세)	137.64	137.04	34.87	33.12
	5학년(만10세)	142.85	143.65	39.32	37.18
	6학년(만11세)	149.08	150.33	44.36	43.15
중학교	1학년(만12세)	156.21	154.80	49.74	47.45
	2학년(만13세)	163.25	157.73	55.65	51.08
	3학년(만14세)	167.84	159.42	60.19	53.36
고등학교	1학년(만15세)	171.42	160.29	63.40	53.97
	2학년(만16세)	172.69	160.62	66.26	55.20
	3학년(만17세)	173.60	161.11	68.11	55.79

〈 우리 아이 신장 체크표 〉

구 분	남아		여아	
	평균치	왜소증	평균치	왜소증
7세	122.4	111.5	121.0	110.2
8세	127.6	115.7	125.9	114.2
9세	132.7	121.5	132.3	120.4
10세	137.7	126.0	137.7	125.4
11세	143.2	130.1	144.1	130.0
12세	148.9	135.1	151.7	135.3
13세	156.3	139.7	156.3	143.0
14세	163.6	146.7	157.8	147.0
15세	168.5	153.5	158.9	149.3
16세	171.2	159.2	160.0	150.4
20세	173.1	162.0	160.0	151.5

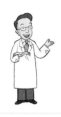

키가 쑥쑥 자라게 하는 비결 3가지

우리 아이의 키가 쑥쑥 자라게 하는 데는 크게 선천적인 요인과 후천적인 요인으로 나눌 수 있다.

여기서 말하는 선천적인 요인이란 유전을 말하는 것으로 이는 운명적인 것이다. 생명이 잉태되는 순간부터 이미 결정되어 있다.

그러나 유전의 영향력은 후천적인 발생 원인에 비하면 상당히 작은 편에 속한다. 그 동안의 연구 결과에 의하면 키를 자라게 하는 요인 중 유전의 영향은 23% 정도밖에 차지하지 않는 것으로 밝혀졌기 때문이다.

따라서 우리 아이의 키가 쑥쑥 자라게 하는 데 있어 가장 중요한 핵심은 후천적인 요인에 그 초점을 두어야 한다.

키가 자라게 하는 후천적인 요인은 대체로 세 가지 유형으

〈 키가 크는 3가지 요건 〉

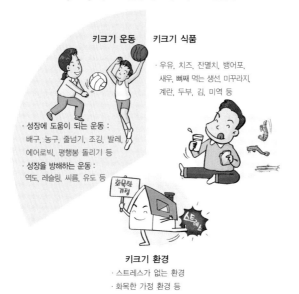

키크기 운동

키크기 식품

· 우유, 치즈, 잔멸치, 뱅어포,
  새우, 뼈째 먹는 생선, 마꾸라지,
  계란, 두부, 김, 미역 등

· 성장에 도움이 되는 운동 :
  배구, 농구, 줄넘기, 조깅, 발레,
  에어로빅, 평행봉 돌리기 등
· 성장을 방해하는 운동 :
  역도, 레슬링, 씨름, 유도 등

키크기 환경
· 스트레스가 없는 환경
· 화목한 가정 환경 등

로 나눌 수 있다. 그것은 바로 운동과 영양, 그리고 환경이다.

그러므로 키가 제대로 자라게 하려면 적절한 운동과 적절한 식품, 그리고 적절한 환경이나 생활태도가 뒷받침되어야 한다.

이러한 요소들을 제대로 실천한다면 더 이상 자라지 않는다고 여기는 사람도 3cm 정도는 더 자라게 할 수 있고, 한창 발육 시기에 있는 경우는 5cm 정도 더 크게 자랄 수 있다.

그러나 이와 같은 방법을 실행하기 전에는 반드시 마음가짐을 바르게 해야 한다. 왜냐하면 아무리 착실하게 각종 구체적인 단계를 시행한다고 해도 마음가짐이 올바르지 못하면 아무런 효과를 기대할 수 없기 때문이다.

한창 자랄 시기에 키가 제대로 자라지 않을 때의 원인을 살펴보면 대부분 가정적인 문제와 부모의 불화, 학업성적 고민 등 각종 정신적인 스트레스와 연관성이 깊은 것으로 나타났다. 이런 경우는 환경을 개선해주고 정서를 안정시키면 키는 급격한 성장세를 보일 것이다.

☞스트레스는 절대 안돼요!

아이들이 스트레스를 받게 되면 소화, 흡수기관에 장애가 발생하여 음식물의 소화, 흡수가 잘 이루어지지 않고 맥박도 빨라지며, 혈압이 상승하는 등 신체 전반에 큰 영향을 미치게 된다.

특히 성장호르몬의 분비도 정상적으로 이루어지지 않게 된다. 스트레스를 받으면 성장호르몬은 분비 장애가 발생되며 성장호르몬의 농도가 정상치의 1/3 이하로 감소한다. 따라서 스트레스는 키 크기의 최대 적이다.

제발! 우리 아이들에게 스트레스를 주지 마세요!

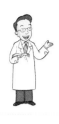

활력과 자신감이
키를 크게 합니다

일반적으로 청소년 시기는 대부분 상당히 강렬한 자학 심리가 있기 마련이다.

자기와 연관이 있는 일이면 모두 부정적인 관점으로 보는 경향이 있고, 또 어리석고 나쁜 것이라고 여기기 쉽다. 오직 자기만이 옳다고 내세우는 그런 상황을 소홀히 보아 넘겨서는 안 된다.

대체로 청소년기의 생각은 거의가 매우 단순하다. 세상에 대해서 이상을 품고는 있지만 사물에 대한 관점은 감각에 의존하는 경향이 강하기 때문이다.

이로 인하여 생각을 함에 있어서도 객관성을 유지하기가 쉽지 않다. 예를 들어 만약 왜소한 체구 때문에 고민에 빠진다면 귀중한 사춘기 시절을 헛되이 보내고 만다.

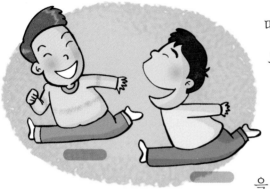

따라서 정신적, 신체적
으로 한창 자라나야 할
성장기 때 부정적인
마음을 버리고 여유
와 긍정적인 사고방식
을 가지는 것이 무엇보다
중요하다. 그래야 건전한 성장, 제대로 된 성장이 가능하다.

특히 밝고 명랑한 정신적인 작용은 키가 자라게 하는 호르몬인 갑상
선 호르몬과 성장호르몬, 부신피질 호르몬, 성호르몬의 분비를 증가
시키게 된다.

그런 반면 매사 부정적인 생각으로 현실을 비관하고, 또 스스
로를 자학한다면 이들 호르몬의 분비가 비정상적으로 이루어
질 수밖에 없고, 그 결과 키는 자라날 수가 없게 되는 것이다.

결론적으로 말해 정신상태는 생리기능을 주관하는 호르몬에
대해 결정적인 영향을 미친다고 할 수 있다.

실제로 독일의 한 학자는 "정신이 생리에 영향을 미치고 생
리 또한 정신에 영향을 준다."고 말하기도 했다.

그러므로 능력을 발휘하여 키가 쑥쑥 자라도록 하려면 반드

시 자신의 왜소한 체구에 대한 고민부터 제거해야 한다. 그래야만이 신체와 정신의 균형잡힌 성장이 가능하다.

모름지기 한창 성장하는 청소년기에는 넘치는 자신감과 자부심을 갖는 것이 중요하다. 눈을 크게 뜨고 가슴을 활짝 펴서 활력과 자신감이 넘치면 작은 키뿐만 아니라 성공적인 미래를 개척하는 데 원동력이 될 것이다.

20세 이후에도
키가 클 수 있나요?

대부분의 사람들은 나이가 20세 이상 되면 키는 더 이상 자라지 않는 것으로 알고 있다.

그러나 그것은 한 사람의 개성과 체질을 가지고 판단해야 될 문제이다. 연령이 키를 결정하는 유일한 조건은 아니라는 말이다.

어떤 경우에는 20세 이상에서도 종종 키가 크는 것을 볼 수 있다. 설사 25세가 되어서도 계속 키가 자라는 경우가 있다. 따라서 20세 또는 25세가 되면 키가 자라는 것이 멈춘다고 하는 것은 반론의 여지가 있는 말이다.

한 조사에 의하면 체구가 왜소한 사람은 비교적 늦게 성숙되는 것으로 알려져 있다. 그러므로 설사 일반적으로 더 이상 자랄 수가 없는 연령일지라도 키가 더 자랄 수 있는 가능성은 얼마든지 가지고 있는 것이다.

따라서 적절하면서도 효과적인 방법을 응용한다면 체내에 존재하고 있는 성장능력을 충분히 발휘시킬 수 있다.

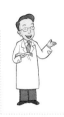

키가 크게 하는 후천적인 요소는 70% 이상입니다

키는 일반적으로 선천적인 요소와 후천적인 요소의 영향을 많이 받는다. 이중에서 선천적인 요소는 사람이 태어날 때부터 이미 결정되는 것으로 인간의 능력으로는 어찌할 수 없는 것이다.

그런 반면 후천적인 요소는 여러 가지가 있으며 그 종류도 다양하다. 이를 크게 대별해보면 운동과 영양, 환경의 영향을 주로 받는다고 요약할 수 있다.

여기서 말하는 운동은 신체운동과 노동을 포함하는 개념이고, 영양은 단백질, 지방, 탄수화물, 그리고 칼륨, 칼슘, 인, 철분, 각종 비타민 등을 포함한다. 환경은 햇볕이나 공기 등 자연환경과 문화적인 사회환경을 포괄하는 의미이다.

그런데 종종 사람의 키는 완전히 유전의 영향을 받는다고 주장하는 사람도 있고 또 그렇게 믿는 사람들도 많다.

그러나 키를 결정하는 데 있어 유전이 절대적인 영향력을 미치는 것은 결코 아니다. 지금까지의 연구 결과에 의하면 키를 자라게 하는 데 있어 유전적인 요소가 미치는 영향은 23% 정도밖에 되지 않는 것으로 알려져 있다. 나머지 70% 이상은 후천적인 영향을 받는다는 말이다.

따라서 비록 부모의 키가 작다고 하더라도 지속적으로 운동을 하고 키를 크게 자라게 하는 데 유익한 것으로 알려진 식품을 섭취하며, 규칙적인 생활을 유지한다면 키가 더 자랄 수 있게 하는 것은 틀림없는 사실이다.

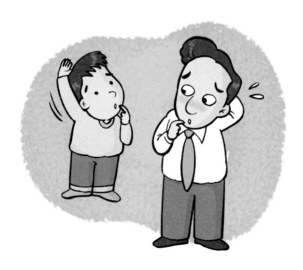

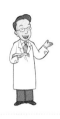

키 크는 시기는
정해져 있어요!

　물만 주면 쑥쑥 자라는 줄 아는 콩나물도 자라는 시기가 있어서 한창 자라는 시기가 지나고 나면 아무리 물을 열심히 주어도 동화 속의 콩나물처럼 무럭무럭 자라주지 않는다.

　즉 이 세상에 살아있는 모든 생물들은 태어나 자라는 시기가 정해져 있으며 사람도 예외가 아닌 것이다.

　단지, 한창 성장이 왕성한 시기에 환경적 요인을 좋게 유지하면 가지고 있는 키 유전자의 능력이 충분히 발휘되어 잘 자라게 된다. 그런 반면 자라는 시기에 환경 조건이 나쁘게 되면 키 유전자의 능력이 억제되어서 성장이 어렵게 되는 것이다.

　그렇다면 사람의 키는 언제 가장 많이 클 수 있을까?

　많은 학자들은 동물들의 수명을 성장기의 5~6배 정도 살수 있는 것으로 추정하고 있다. 사람의 수명도 120세 정도로 추정하고 있어서 성장하는 기간은 다른 동물에서와 같이 전체 수명의 1/5 정도인 24~25세까지가 될 것으로 보고 있다.

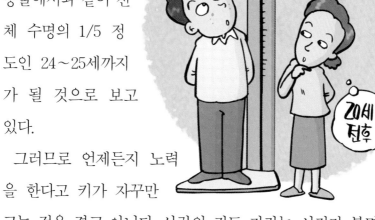

그러므로 언제든지 노력을 한다고 키가 자꾸만 크는 것은 결코 아니다. 사람의 키도 자라는 시기가 분명하게 정해져 있는 것이다.

개인적인 차이를 감안하더라도 여자는 22~23세, 남자는 24~25세가 지나고 나면 더 이상 키는 자라지 않는다고 할 수 있다.

특히 대부분의 사람들은 주로 사춘기 때의 3~4년 동안 급격히 자라다가 이 시기가 지나면서 키의 성장 속도가 점차 떨어져서 20세를 전후하여 성장이 거의 끝나게 된다.

따라서 키는 사춘기 때 가장 많이 큰다. 이 시기가 지나고 성장판이 닫히고 나면 노력을 하여도 더 이상 자랄 수 없게 된다.

그러므로 키가 작은 사람은 키가 자랄 수 있는 이 시기를 절대 놓쳐서는 안 된다. 이 시기를 적극적으로 활용해야 한다.

키가 자라는 속도를 보면 2세부터 사춘기 전까지는 5~6cm 정도 자라다가 사춘기 시절 2~3년 동안 1년에 7~15cm 이상 키가 자라는 것을 볼 수 있다.

사춘기가 지나면 키가 자라는 속도가 빠르게 감소하여 평균적으로 20세 전후에는 대부분 성장 속도가 1cm 이내로 줄어들어 성장이 끝나게 된다.

따라서 키가 자라는 시기는 평균적으로 20세 전후까지라고 할 수가 있다. 그러므로 키는 나이가 20세 전에 클 수 있도록 적극적으로 노력하는 것이 바람직하다.

20세가 지나면 개인적인 특성을 감안하여도 키가 클 수 있는 범위는 일년에 1~2cm 이내로 줄어들고 전체적으로 볼 때도 5~6cm 징도 더 사라는 데서 그치고 만다.

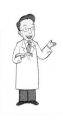

내 키는
어떻게 자랄까요?

키가 자라려면 몸 전체가 발육, 성장해야 할 필요가 있다. 우리의 몸은 뼈와 근육조직 이외에 결합조직, 신경조직, 피부조직 등으로 이루어져 있다.

키가 자란다는 것은 이 모든 조직들이 발육, 성장한 결과이다. 그 중에서도 키의 성장에 가장 깊은 연관성을 가지고 있는 부분은 뼈와 그 주변의 근육이다.

사람의 뼈는 모두 206개이며, 키의 성장을 지배하는 것은 26개의 등뼈와 62개의 다리뼈이다.

이중에서 가장 중요한 것은 뼈의 양쪽 끝에 있는 '골단연골'이다.

여기서 말하는 골단연골은 성장판이라고도 불리는데 성장호르몬이나 그 밖의 호르몬 작용에 의해 세로로 늘어난다.

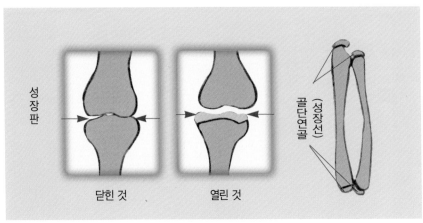

성장판

(성장선)
골단연골

닫힌 것   열린 것

골단연골(성장판)

하지만 이러한 길이성장이 일어나는 성장판은 사춘기가 시작되어 성호르몬의 분비가 늘어나기 시작하면 점차 골간처럼 딱딱한 뼈로 변화되면서 더 이상의 길이 성장은 일어나지 않고 멈추어버린다.

이렇게 되면 성장이 멈추게 된다. 따라서 키가 크게 하는 것은 성장판이 좌우한다 해도 틀린 말이 아니다.

그럼 여기서 성장판에 대해 좀더 자세히 알아보자.

키가 크게 하는 성장판의 정체

대부분의 뼈는 원형이 만들어진 후 그 일부분에서 뼈로 변화되는 데 관절 부위만은 연골로 남는다.

이러한 연골이 점차 뼈로 변화되다가 마지막에 얇은 원판이

남게 된다. 우리는 이것을 바로 '성장판'이라고 부른다.

키는 이 성장판이 열려 있는지의 여부에 따

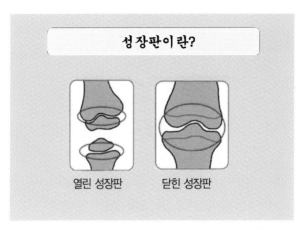

성장판이란?

열린 성장판　　닫힌 성장판

라 앞으로 얼마나 더 자랄 수 있을지를 알 수가 있다. 보통 성장판은 남자의 경우 만 16세, 여자의 경우 만 14세 정도 되면 닫힌다.

이러한 성장판은 우리 몸의 길게 생긴 모양의 끝에 모두 위치하고 있다. 예를 들어 손가락이나 발가락, 손목, 팔꿈치, 어깨, 발목, 대퇴골, 척추 등에 있다.

성장기에는 이 성장판이 증식해 뼈가 길어지는 데 뼈끝의 연골이 모두 뼈로 변화되어 성장판이 없어지는 것을 "성장판이 닫혔다."라고 한다.

따라서 성장판은 성장의 가장 중심이 되며, 이곳의 성장판이 활동을 해야 롱다리가 될 수 있는 것이다.

우리 아이 성장판은 닫혔을까? 열렸을까?
성장판 검사 해보세요!

키의 성장과 밀접한 관계가 있는 성장판이 닫혔는지, 열렸는지 하는 문제는 성장기에 있는 아이들에게 있어 매우 중요한 문제이다.

이럴 경우 성장판 검사를 해보면 손쉽게 알 수 있다.

인체에서 길이성장을 하는 각 장골(긴뼈)의 골단은 성장판이 닫히는 표준 연령이 있다. 따라서 X-ray 검사로써 어떤 장골까지 성장판이 닫혔는지를 알아보면 각 개인의 골연령과 성장 가능성을 가늠해볼 수 있다.

특히 성장판 검사를 위해 X-ray검사를 할 때는 연령에 따라 촬영하는 부위가 서로 다르다. 연령별 촬영 부위를 소개하면 다음과 같다.

시기	부위
출생~ 6개월 이전	무릎
6개월 이후	손목
12세 이후~ 18세	팔꿈치, 어깨

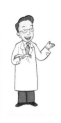

골격과 근육은
동시에 발육해야 합니다

골격과 골격 사이는 관절로 연결이 되어 있다. 이는 신체의 버팀목일 뿐만 아니라 운동과 자세의 기초이다.

그러나 골격의 발육과 기능을 원만하도록 하기 위해서는 반드시 골격과 근육을 동시에 성장시켜야 한다.

그런데 근육의 발육과 골격의 발육은 근본적으로 다르다. 인체의 근육은 크고 작은 것을 합하면 약 400여 개가 된다. 그중의 세포 수는 출생하여 성인이 되기까지 그다지 큰 변화를 보이지 않는다.

그렇다면 근육은 어떻게 성장할까?

근육의 성장은 근육세포라고 하는 근육섬유가 굵어지고 커지면서 이루어지게 된다. 이는 연골처럼 증식되어 생성되는 것이 아니다. 그러나 골격에 붙어있는 근육이 성장하지 않는다면 골격이 성장하고 싶어도 어쩔 수가 없게 된다.

골격을 연구하는 많은 학자들은 어린 아이들의 발육시기에 만일 근육의 발육이 제대로 되지 않으면 건강한 골격으로 발육할 수 없다고 보고 있다.

이러한 근육의 발달에 있어 가장 중요한 것은 충분한 운동을 하는 것이다. 아무리 키만을 크게 자라도록 하기 위한 것이라 하더라도 반드시 복잡한 생리작용에서 생겨난 결과라야 한다.

그래서 100%의 효과를 거두기 위해서는 역시 몸 전반의 생리기능이 활성화 되도록 해야 한다. 다시말해 튼튼하고 강인한 골격을 발육시키려고 하거나 부드러운 근육을 성장시키기 위해서는 결코 어느 한 부분만을 길어지게 당기거나 억제시켜서는 안 된다는 말이다.

특히 어떤 특별한 영양제, 또는 고급 호르몬을 주사해서는 결코 안 된다. 그것은 많은 호르몬 제제가 인체에 미치는 나쁜 영향 때문이다. 다만, 한약재를 적절하게 보조로 복용하는 것은 적극적으로 권장되고 있는 방법 중 하나다.

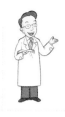

왜…
키가 자라지 않는 걸까요?

인간의 뼈는 수정 후 16일째부터 만들어지기 시작한다. 이때에는 척추가 겨우 형성되는 정도지만 차츰 여러 종류의 뼈가 만들어진다. 태어날 때의 뼈는 연약하고 안정되지 못하나 곧 여러 가지 영양분을 흡수하고 몸을 움직이기 때문에 강하고 단단해진다.

뼈는 단단해지면 그 상태 그대로 지켜진다고 생각하기 쉬우나 사실은 그렇지 않다. 뼈에는 뼈를 만드는 세포와, 이것을 파괴하고 흡수하는 세포가 있다. 이것들이 조화를 이루면서 늘 새로운 뼈를 만들어 가는 것이다.

뼈의 성장은 남성은 17~18세, 여성은 15~16세에서 멈춘다. 그러나 그 후에도 변조를 계속하면서 약 2년을 주기로 하여 뼈는 다시 새롭게 태어난다. 건강한 상태에서는 분해 흡수되는 양과 새롭게 만들어지는 양이 똑같아 겉보기에는 변화가 없는 것처럼 보일 뿐이다.

키는 뼈의 성장 과정 속에서 이루어진다. 따라서 키가 작은 이유는 뼈의 성장에 일차적인 원인이 있다고 할 수 있다.

태어난 이후 뼈의 성장에 영향을 주는 요인은 매우 많다. 예를 들면 영양 상태가 어떠했는지, 성장호르몬이 부족했거나 뼈 질환은 없었는지, 오랫동안 지속된 질병은 없었는지, 충분한 운동을 하고 있는지 등의 요인들이 뼈의 성장에 영향을 주어 키를 결정하는 것이다.

일반적으로 키가 작다고 하여 병이 있는 것은 아니다. 그러나 평균보다도 작은 일부분의 경우, 무언가 병이 있어 키가 더 자라지 못하는 수도 있다. 이런 경우에는 그 병에 대한 치료를 함으로써 키가 클 수도 있다.

그러나 사람의 키라는 것은 원래 어느 정도 개인차가 있는 것이기 때문에, 병적인 발육 이상인지 아닌지를 판단하는 것은 결코 쉬운 일이 아니다.

의학적으로는 그 사람의 연령, 같은 연령의 평균 신장과의 차이, 뼈의 연령(주로 골단선의 상태나 골의 밸런스를 측정), 정신 연령, 성적 능력(특히 정자 형성, 성 주기, 월경 상태, 유방의 발육과 치모, 변성기의 2차 성징) 등을 조사하여 판단한다.

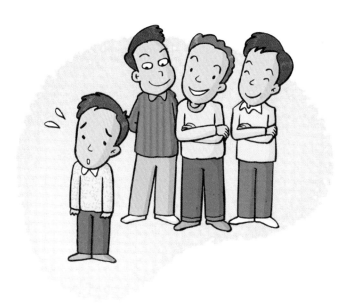

의학적으로 판단되는 '저신장'의 원인은 다음과 같다.

저신장의 원인❶ 뼈의 병에 의한 것

연골무형성증이나 구루병 같은 뼈의 질병에 걸리면 뼈의 성장에 장애가 있거나 뼈의 발육이 멈추어 버리는 현상이 나타난다.

이런 경우는 뼈에 변형이 생기기도 하고, X-ray에서도 확실히 뼈의 이상이 보인다. 그러나 이러한 병은 조기에 발견하여 치료하면 저신장이나 뼈의 변형을 막을 수가 있다.

저신장의 원인❷ 전신적인 병에 의한 것

심장이나 신장, 폐, 소화기관이나 대사질환 등의 병이 오랫동안 계속되면 전신의 대사나 혈액 순환 상태 등이 영향을 받는 수가 있다. 이런 경우에는 뼈의 성장에도 손상을 주게 되어 발육 장애가 나타난다. 그러나 병을 치료하면 몸이 질환에 의한 전신적 손상을 받는 기간이 짧게 끝나고, 뼈의 성장도 정상으로 회복될 수 있다.

저신장의 원인❸ 체질적 발육 지연

최종 신장은 정상 수준에 도달하지만 그 속도가 꽤 늦어지는 상태를 체질적 발육 지연이라고 한다. 이런 경우에는 호르몬의 이상도 없고 다른 검사에서도 특이한 이상은 발견되지 않지만, 소아기에는 평균보다 발육이 2~4년 정도 늦어진다. 조금 자라서는 같은 반 안에서도 키가 작은 그룹에 속하고, 사춘기가 오는 시기도 평균보다 늦어진다. 그러나 사춘기가 되면 성장이 급속히 진행되어 신장도 정상적인 상태가 되므로 크게 걱정할 필요는 없다.

저신장의 원인❹ 호르몬의 이상에 의한 것

호르몬의 이상에 의해 키가 제대로 자라지 못하는 경우가 있다. 원인으로는 갑상선 기능 저하의 경우, 하수체의 기능이 나쁜 경우, 성적 조숙증에 의해 키가 자라지 못하는 경우 등 3가지가 알려져 있다.

– 소아기에 갑상선 기능이 저하되면 심신의 발육에 강한 영향을 미쳐 정상적으로 키가 클 수 없다. 때문에 뼈 발육의 균형이 깨지고, 체형은 본인의 연령보다도 훨씬 작은 어린아이와 같아진다. 그 외에 혀가 정상보다 크다든지, 얼굴이 어린아이처럼 보이는 것이 특징이다. 이런 환자들은 일반적으로 동작이 느리고, 피부는 건조하고 냉하며, 변비가 되기 쉬운 경향이 있다. 그 밖에 기초 대사율의 저하, 요도 섭취율의 저하, 혈중 콜레스테롤의 상승 등의 증상이 보인다. 그러나 이와 같은 경우가 저신장의 원인으로 나타나는 일은 극히 드물다.

– 뇌의 중앙에는 하수체라는 부분이 있는데, 이 부분의 기능이 나쁘면 키가 크지 않는 수가 있다. 생후 2~3년까지는 정상적으로 발육하지만, 그 이후부터는 발육이 정지해버리고 사춘기에 도달했어도 성적인 성숙이 일어나지 않는다.
증상으로는 피부가 창백해지고 저혈당 발작을 일으키며, 검사 결과 갑상선이나 부신 기능이 현저히 저하되는 경향이 있다.

– 성적 조숙증이라고 불리는 증상을 가진 사람에게서도 저신장이 나타날 수 있다. 성적 조숙증은 예를 들어 뇌염을 앓고 난 후 난소, 혹은 고환의 질환에서 발생되는 수가 있다. 어렸을 때는 뼈의 성장도 빨리 진행되기 때문에 뼈의 성장을 담당하는 골단선이 조기에 어른의 상태까지 성장한 후 멈추어 버린다.
그 결과 충분히 자라지 않은 상태에서 성장이 멈추어 버린다든지, 음모가 빨리 난다든지, 여성의 경우 조기에 유방이 커지는 등의 증상이 보이는 것이 성적 조숙증에 의한 저신장의 특징이다.

이상과 같이 키가 작은 원인에는 여러 가지가 있다. 만성적인 병이나 호르몬의 이상 등에 의한 경우에는 병을 조기에 발견하여 바르게 치료하면 키는 곧 정상이 될 수 있다.

그러나 키가 작은 대부분의 경우가 병이 없는 건강한 몸이다. 이런 경우에는 한방요법, 운동요법 등 다양한 방법을 활용하면 좋은 효과를 볼 수 있다.

내 키는 얼마나 클까?
미리 예측해보자

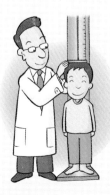

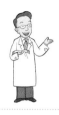

아이들은 언제, 얼마나 클까요?

키 크는 양상에는 일정한 패턴이 있다. 다시 말해서 아이들이 언제, 어느 정도 크는가 하는 것은 대개 정해져 있다고 말할 수 있는데, 그 이유는 아직 완전히 해명되지 않고 있다.

지금까지의 연구 결과 밝혀진 일명 '키 크는 패턴'을 소개하면 다음과 같다.

키 크는 패턴 ❶ 출생에서 ~ 4세까지

태어날 때의 평균 신장은 대략 51cm 정도이다. 1년 동안 26cm가 자라 1세가 되었을 때는 77cm가 되고, 2세까지는 10cm가 자라 87cm가 된다. 그 다음의 1년 간은 7cm가 자라 3세에는 94cm, 다시 1년 동안 7cm 자라 4세에는 101cm가 되는 것이다. 물론 이것은 평균 수치이지만, 실제로 많은 아이들이 거의 이와 같은 성장을 맞는다.

키 크는 패턴❷ 5세에서 ~ 사춘기까지

위에서 본 것처럼 태어나서 4세까지는 꽤 급격한 성장률을
보이지만, 5세에서 사춘기까지는 성장률이 상당히 완만하다.

성장률은 조금씩이지만 매년
떨어지게 되고, 그래서 남자는
10세에서 약 135cm, 여자는 8
세에서 125cm 정도의 평균치
가 나타난다.

사춘기가 오는 시기는 여자
평균 10세, 남자는 11.6세로, 여
자의 경우가 1년 반 정도 빨리
온다. 이 사춘기를 기준으로 남

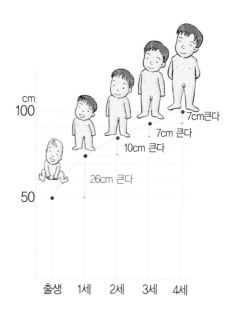

녀 다 같이 키가 부쩍부쩍 자라게 된다.

키 크는 패턴❸ 사춘기에서 ~ 남자가 되기까지

사춘기의 성장은 성 기능이 어른과 같이 성숙하는 2차 성장과 밀접한 관계가 있다. 이때부터 키의 성장에 있어 남녀 차가 확실히 나타난다. 우선 남자의 경우 고환이 조금씩 커지면서 사춘기가 시작되고, 음모의 발생, 음성의 변조, 성기의 성숙으로 이어진다.

사춘기는 평균 11세 반에 맞게 되는데, 그 직전이 키의 성장이 가장 저조할 때이다. 그 이후부터는 급격히 성장한다 (12~13세).

이 성장률은 사춘기 시작부터 약 2년 후(13세)에 절정을 이룬다. 이때는 1년에 약 6cm쯤 늘어나고, 14세에는 평균 신장이 160cm를 넘고 음성도 변한다. 그리고 성기도 조금씩 성숙해진다.

변성기는 사춘기의 최후로, 그 이후는 조금씩의 변화가 있을 뿐 신장의 폭발적인 변화는 기대하기 어렵다.

키 크는 패턴❹ 사춘기에서 ~ 여자가 되기까지

여자의 경우도 남자와 같이 사춘기 때의 키는 2차 성장과 밀

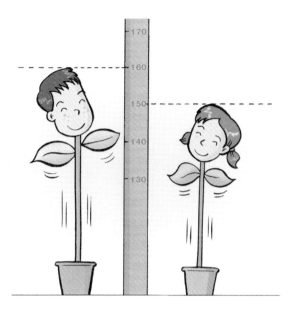

접한 관계가 있다. 사춘기의 시작은 유방의 발달과 함께 온다. 이 시기는 평균 10세로서, 여자는 남자보다 약 1년 반 정도 빨리 사춘기가 찾아온다.

사춘기가 시작되기 1년 전은 성장이 완만한 시기로, 그 후 약 2년 간 급격히 커지기 시작한다. 여자들은 평균 11세 때 1년에 약 8cm 정도 늘어 평균 신장이 약 140cm가 되지만, 그 이후의 성장률은 서서히 저하하여 4년 후인 15세에는 연간 평균 성장률이 1cm 이하가 된다. 그 후 키의 성장은 거의 멈추다시피 해 최후의 신장과 가깝게 된다.

제 2의 성장은 서서히 진행되어 성장률이 최고조에 이르는 시점으로부터 1년 6개월 후인 12세 반에는 첫 월경이 시작되는데, 이 시기는 사춘기의 끝무렵으로 본다. 월경이 시작되면 키는 더 이상 크지 않는다는 속설이 있지만, 이로부터 평균 5cm는 더 클 수 있다.

사춘기 전까지는 키의 남녀 차가 그리 크지 않지만, 사춘기에서 커다란 차가 나는 것은 여자가 사춘기를 더 빨리 맞기 때문이다.

다만, 여기에 제시한 수치는 평균적인 것으로, 실제는 개인차가 많이 있다. 연령에 관한 수치는 플러스, 마이너스 2세까지가 정상 범위라고 생각하면 된다. 즉, 사춘기를 맞는 시기의 정상 범위는 8세에서 12세, 첫 월경의 정상 범위는 10세 반에서 14세 반이 된다.

☞ 참고하세요!

인간의 성장 4단계

성장의 단계	연간 성장 속도
출생기~2세	10~25cm
2세~사춘기 시작 전	5~6cm
사춘기 시작~14, 15세	7~12cm
14, 15세 이후	최종적으로 4~6cm

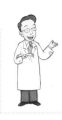

키의 성장에 영향을 주는 것들

키의 성장이 일정한 패턴을 갖는 것은 무엇 때문일까?

키의 성장에 영향을 미치는 요인에 대해서는 명확히 해명되지 않았지만, 대략 유아기에는 영양, 그 후 사춘기에 이를 때까지는 성장호르몬, 사춘기 이후에는 성호르몬이 키 성장에 크게 관여하고 있다고 생각되어진다.

유아기부터 2~3세까지는 눈에 띄게 쑥쑥 자라는데, 어떤 사람은 이와 같은 현상에 대해 아이 때는 성장호르몬이 폭발적으로 생성되기 때문이라고 생각하지만, 사실은 그렇지 않다.

성장호르몬은 자고 있는 사이에 제일 많이 분비되므로, 태어나서 3개월까지는 밤낮의 차가 없다는 점에서 이 시기에는 확실히 성장호르몬이 키의 성장에 관여한다고 보여진다.

그러나 그 이후에는 점차 밤낮이 구분되는 생활로 자리잡아 가므로 '폭발적'으로 생성되는 성장호르몬 때문에 키가 자란다고 보는 견해는 맞지 않게 된다.

또, 유아 초기에는 연골 등 조직의 감수성이 성인과 다르기 때문에 아주 작은 성장 인자라 해도 성장 발육에 큰 영향을 미친다고 생각되어지지만, 그것도 과학적으로는 완전히 해명되지 않았다. 무엇보다도 중요한 요소는 영양이다.

4세 이후에서 사춘기가 오기까지는 키의 성장이 1년에 5~6cm로, 성장 곡선이 완만한데, 이때는 성장호르몬이 크게 관여한다고 생각되어진다.

이것은 성장호르몬의 분비가 나쁜 '성장 호르몬 분비 부전성 저신장증(하수체성 소인증)' 아이의 성장 곡선을 보면 알 수 있다.

성장 호르몬 분비 부전성 저신장증 아이는 이 시기에 점점 다른 아이들과의 키 차이를 보이게 된다.

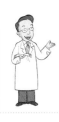

사춘기의
성호르몬과 키

사춘기를 맞으면 남녀 모두 급격한 신장의 증가가 이루어진다. 그리고 뇌하수체에서 성선 자극 호르몬이 조금씩 상승하여 남자는 고환, 여자는 난소를 자극함으로써 성 스테로이드의 분비가 상승된다. 그 결과 목소리가 변하고, 음모가 자라고, 유방이 발달하는 등의 2차 성장이 일어난다.

성 스테로이드의 분비가 증가됨으로써 하수체에서의 성장 호르몬 분비도 증가된다. 이와 더불어 인슐린성 성장인자의 혈중 농도도 올라가고, 성호르몬과 인슐린성 성장인자의 상승 효과로 사춘기에 눈에 띄는 신장 증가가 보여지는 것이다.

그러나 성호르몬은 뼈를 성숙시켜 연골을 없애고 골 연령을 성인으로 만들어 버리기 때문에 이 시기에 성장은 끝이 난다.

그러므로 성호르몬은 사춘기의 급격한 성장을 촉진시키는 결정적인 역할을 하는 동시에 성장을 정지시키는 호르몬이라고 말할 수 있다.

정상적인 키의 남녀 청소년 500명(초등학교 1학년에서 고교 3학년까지)의 횡단적인 성장을 검토한 결과 17세 때의 키와 6세 때의 키 사이에는 일정한 상관 관계가 있음이 밝혀졌다.

구체적으로 말하면 6세 때 키가 큰 아이일수록 17세 때의 키가 크고, 6세 때 키가 작은 아이일수록 17세 때의 키가 작은 경향이 있다는 것이다.

다만 이것은 정상적인 아이들 그룹 전체의 경우를 말하는 것으로, 반드시 적합하다고는 할 수는 없으나 일반적으로 다음과 같이 정리할 수 있을 것이다.

사춘기가 오기까지의 키가 크면 클수록 최종 키가 큰 경향이 있고, 사춘기가 오기까지의 키가 작으면 작을수록 최종 키가 작은 경향이 있다.

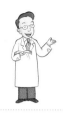

내 키는 얼마나 클 수 있을까요? 손쉬운 자가 체크법

장차 내 키가 얼마나 자랄 수 있을까? 하는 궁금증은 누구에게나 관심사일 것이다.

"과연 미래의 내 키를 예측하는 것이 가능하기는 할까?"

이러한 의문을 가지고 있다면 다음을 참고해 보자. 그동안 다각적인 연구를 통해 장래의 내 키를 미리미리 예측해 볼 수 있는 프로그램이 일부 소개돼 있다.

물론 그것이 전적으로 정확하다는 말은 못한다. 그러나 참고 자료로 알아두면 미래의 내 키를 짐작하는 데 조금은 도움이 될 것이다. 그 공식을 소개하면 다음과 같다.

⊙ 남자 아이의 키(단위 : cm)=(아버지의 신장+어머니의 신장)×108÷2

⊙ 여자 아이의 키(단위 : cm)=(아버지의 신장×0.923+어머니의 신장)

예를 들어보자. 한 남자 아이의 아버지 키는 170cm이고 어머니는 160cm일 때 그 남자 아이가 장성한 뒤 돌발적인 상황만 없다면 정상적인 신장은 다음과 같다.

- 남자 아이의 키=(170+160)×108÷2=178.2cm
- 여자 아이의 키=(170×0.923+160)=158.5cm

이외에 골령으로도 미래의 신장을 예측할 수 있다. 이것은 손바닥을 X-레이 사진으로 찍은 후 전문의에게 주어 분석하도록 하는 것이다.

전문의가 골령을 계산해내면 골령 지표를 가지고 성인이 되었을 때 신장을 예측하는 다원회귀방정식의 공식에 넣어서 성인이 되었을 때의 신장을 산출해내는 것이다. 이 방법은 완전히 전문성이므로 의사가 행해야 한다.

이상의 방법은 예측일 뿐 절대적인 것은 아니다. 그러나 만약 부모의 체구가 왜소하고 또한 본인이 초등학교 1학년 때부터 맨 앞줄에 앉았다면 주의해야 할 것이다.

작은 키가 유전적일 때는 사실 별 뾰족한 방법이 없다. 그러나 후천적인 방법으로 어느 정도 보완할 수는 있다.

더군다나 오늘날에는 기계로 당기는 원리를 응용하면 사람

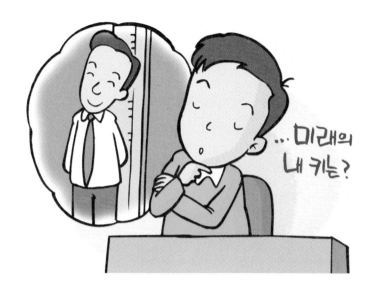

의 키를 몇 개월만에 10여 cm 이상 더 자라게 할 수 있다고 주장하는 사람들도 있다.

　그러나 여기에는 많은 부작용을 초래할 수 있는 요인들이 있다. 왜냐하면 인체가 서 있을 때 척추 연체는 압축상태로 된다. 그러나 수면을 취하여 휴식을 하고 나면 연골이 늘어지게 된다. 이렇게 압축과 늘어나는 성질로 인하여 낮과 밤의 신장은 0.5cm에서 최고 2cm까지 차이가 난다.

그러므로 기계로 키를 당겨서 자라게 하는 것은 겨우 무릎, 엉덩이뼈, 척추 등 전신의 연골을 유연하게 풀어주어서 잠시동안 1cm 또는 2cm까지 늘어나게 하는 것과 다름없다.

그런데 만일 이때 그 수치를 초과한 상태가 되면 그것은 곧 골격 주위의 연골조직과 혈관, 신경, 근육이 사분오열되고 만다.

그러므로 단순히 기계에만 의존하여 키를 키우려고 하는 생각은 위험하다. 늘리기를 통한 성장판 자극운동과 충분한 운동, 그리고 영양처방이 병행되어 있는지 여부를 확인해 진행하는 것이 중요하다.

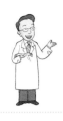

키는 어떻게 측정하는 것이 가장 정확할까요?

일반적으로 키를 재는 것이 상당히 쉽고 간단하다고 여기면 그것은 잘못된 생각이다. 대부분의 사람들은 신장에 대해 정확한 개념을 가진 사람이 그리 많지 않다.

어떤 사람은 침대에 누워서 재고 또 어떤 사람은 줄자로 재기도 한다. 혹은 벽에다 금을 그어서 재는 경우도 있다. 때로는 신발을 신고 재기도 하는 데 가장 어이가 없는 것은 눈 대중으로 측정하는 것이다. 눈으로 키가 얼마나 컸는가를 알아보는 것은 상당히 어리석은 일이다.

일부의 부모들은 자기들의 자녀들이 별로 크지 않는다고 여기는 경우가 많다. 1개월에 0.1cm조차도 자라지 않는다고 하소연하기도 한다.

일반적으로 어린 아이는 1개월에 0.5cm 가량 키가 큰다. 전혀

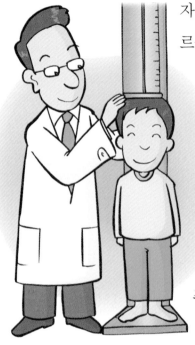

자라지 않는 어린 아이는 성장호르몬의 분비에 이상이 있는 경우다.

임상 경험에 의하면 한약을 복용하면 대개 1개월에 1cm 정도는 성장하는 데 그것이 1년이면 12cm가 자라게 되는 것이다. 따라서 성장호르몬 주사를 맞는 것보다 좋다.

또 일부의 부모들은 매달 키가 얼마나 커져야 하는지를 모르고 있고 또 어떤 경우는 광고 문구처럼 1개월에 5cm 정도 커야 하는 것으로 잘못 알고 있는 경우도 있다.

사람들이 눈으로 키를 측정하는 데에 따르는 폐단은 눈에서 자랐다고 느껴지면 커진 것이고 그렇지 않다고 느끼면 자라지 않은 것으로 단정해버린다는 점이다.

그러므로 키를 측정할 때 감각에만 의존해서는 안 된다. 특히 일부 사람들의 경우는 성인이 되어서도 키를 크게 하는 신기한 약을 먹으면 되는 줄로 알고 있는데 이 역시 잘못된 생각이다.

그럼, 키는 어떻게 측정해야 가장 정확할까?

이를 요약하면 다음과 같다.

참고하세요!

정확한 키 측정법

▶ 신발과 양발을 벗고 똑바로 선 뒤 키를 재는 직각자로 재야 한다.

▶ 기계로 신장을 자동 측정하는 것도 정확하다.

▶ 의료인을 찾아가서 정확하게 측정해야 한다.

이외에도 낮과 밤의 키가 0.5~2cm 가량씩 차이가 난다는 것을 알아야 한다. 그러므로 키를 재려면 일정한 시간을 정해야 한다. 신장은 반드시 정확하게 측정해야만이 정확한 평가를 할 수가 있기 때문이다.

제 3 장

부모의 관심이
키 크기 좌우합니다

1. 신체 발육 곡선 그래프를 그려보세요!
2. 성장에 영향 미치는 호르몬 분비를 점검하세요!
3. 일찍 자고 일찍 일어나며 밖에서 뛰어놀게 하세요!
4. 유아기의 키에 관심을 기울이세요!
5. 평생의 키는 사춘기 때 결정됩니다
6. 사춘기 이전에 키가 크면 주의를 기울이세요!

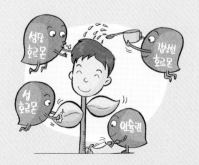

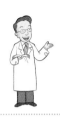

신체 발육 곡선 그래프를 그려보세요!

같은 연령의 아이들과 비교해서 당신의 자녀가 유난히 키가 작다고 느껴진다면 아이의 신장과 체중을 모자 건강 수첩의 신체 발육 곡선 그래프에 기입해 본다.

그래서 키가 확실히 표준보다 작다고 판단되면 전문의와 상담을 해야 한다. 빠른 시기에 발견하여 치료를 하면 개선될 수도 있기 때문이다.

아이의 저신장 정도가 지금 곧 치료를 시작하지 않으면 안 될 정도로 심각하지는 않다 하더라도 전문의와의 상담으로 적절한 처방을 받는 것은 아이의 미래를 위해 매우 중요한 일이다.

아이의 키가 작아 걱정이라며 상담해 오는 부모들 가운데는 막연히 "우리 아이의 키가 몇 cm인지는 잘 모르겠지만 유치

남자(2~20세) 발육 곡선 그래프

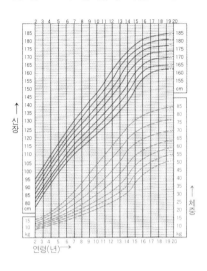

여자(2~20세) 발육 곡선 그래프

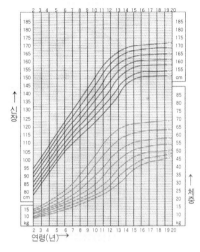

원, 혹은 학급에서 제일 작다."라고 말하는 사람이 의외로 많다.

그러나 지금은 한 학급의 인원수가 예전보다 적기 때문에 그 학급에서 제일 작다고 해도 그리 큰 문제가 되는 것은 아니다. 즉, 의학적 치료가 필요하지 않을 수도 있다.

무엇보다 중요한 것은 의학적인 치료가 필요한 저신장인지 아닌지를 관찰하는 것이다. 갑자기 성장 상태가 나빠지거나, 성장 속도가 표준에서 현저하게 멀어지는 것은 위험 신호이다. 또, 다른 아이와 비교하여 갑자기 대단한 속도로 키가 크는 것도 주의를 기울여 관찰해야 한다.

저신장이라는 것은 성장호르몬 치료만이 부각되어 검사나 치료 부작용 등이 문제가 되고 있는 만큼, 무작정 치료를 시작할 것이 아니라 우선 아이의 신장을 매년 정확히 기록해 두는 것이 매우 중요하다.

아이가 유치원이나 초등학교에 들어가면 "생활기록부에 기록되어 있지만 잘은 모른다."는 식으로 얼버무리지 말고, 반드시 그래프로 표시해 둔다. 이처럼 부모가 자녀의 성장 상태를 관찰하는 것은 저신장 치료에 있어 가장 중요한 자료가 된다.

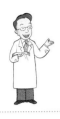

성장에 영향 미치는
호르몬 분비를 점검하세요!

　성장호르몬은 키를 자라게 하는 것과 연관이 깊은 호르몬이다. 그러나 사실상 키 크는 것과 연관된 호르몬은 이밖에도 많은 종류가 있다. 예를 들어 갑상선 호르몬, 성선 호르몬, 인슐린 등도 여기에 속한다.

　이들 호르몬의 작용은 모두 상당히 중요하여 결핍 또는 부족되어서는 안 된다. 이들 내분비선은 상태가 양호하면 서로 협조하면서 골격 계통과 연계하여 키를 크게 하기 때문이다.

　그러나 그 상태가 좋지 못하면 함부로 분비되어 각종 부작용이 초래된다. 난장이 또는 거인증으로 만들어버리기도 한다. 그럼, 하나하나의 작용에 대해 좀더 상세히 알아보자.

키 크기 좌우 **성장호르몬**

성장호르몬은 대뇌조직 중의 뇌하수체가 분비한다. 사람의 뇌하수체 속에는 약 4~8mg이 들어있는데 191개의 아미노산으로 이루어진 펩타이드 호르몬이다.

이 호르몬의 작용은 다음과 같다.

첫째 간장을 자극하여 성장호르몬의 분비를 돕는 물질을 분비하여 성장호르몬과 이 물질이 협력하여 키를 크게 한다.

둘째 단백질의 합성을 촉진시켜 키가 자라게 하는 데 있어 밑거름 역할을 한다.

셋째 칼슘, 인, 나트륨, 염소, 칼륨 등의 광물질이 체내에 잔류하도록 촉진하여 키가 자라는 데 재료로 쓰이게 한다.

넷째 혈당 수치가 올라가게 한다.

다섯째 체내의 지방을 산화시킨다.

간단하게 말해서 성장호르몬은 내부조직을 자극하여 조직을 발육시키고 키가 커지도록 촉진하는 작용을 한다. 이는 성장호르몬이 체내 세포의 크기와 수량을 증가시키기 때문이다. 따라서 성장호르몬은 장골이 양쪽 끝으로 계속 성장하도록 하여 아이의 키가 커지게 하는 것이다.

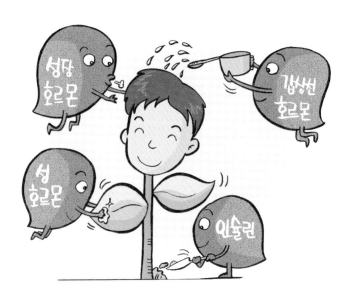

정상발육 돕는 **갑상선호르몬**

　갑상선에서는 요오드 성분이 들어있는 갑상선호르몬을 분비한다. 이러한 갑상선호르몬의 분비 작용이 정상적이면 어린이의 신진대사와 성장발육, 골격과 신경계통이 순조롭게 진행된다.

　그러나 만일 비정상적이 되어 호르몬 분비가 감소하면 갑상선 기능 저하가 된다. 이렇게 되면 어린이의 경우 발육이 불량해지고 키 또한 자라게 않게 된다. 또 우둔해보이게 되면서 크레틴병(Kretin병)이 발생한다. 크레틴병은 선천적인 갑상선의 기능 저하나 출생 직후의 갑상선의 발육 정지 등으로 말미암아 지능이나 신체의 발육 저하를 보이는 병을 말한다. 이 병에 걸리면 성인이 되어서도 같은 몸집을 하고 있다.

그러나 갑상선의 작용이 너무 왕성하여 과다하게 분비되어도 문제다. 이른바 갑상선 기능항진증에 걸리기 때문이다.

이때는 어린이의 심장 박동이 가속화 되고 불면증에 걸리며 성질도 조급해진다. 심하게 손을 떨기도 하고 걸핏하면 가슴이 두근거리기도 한다.

생육능력 좌우하는 **성호르몬**

성호르몬은 남녀의 성선 발육을 촉진시켜 제 2의 성의 징후를 나타내게 한다. 또한 사람의 생육 능력을 갖도록 하기도 한다.

이러한 성호르몬이 키를 크게 하는 데 어떤 영향을 미칠까 궁금해 하는 사람도 있을 것이다.

우리의 인체는 뇌하수체 전엽에서 성선호르몬을 분비하여 성선을 발달시킨다. 즉 고환이나 난소의 정상적인 작용을 촉진하는 것이다.

그런데 하구뇌-뇌하수체-성선의 세 가지 기관 가운데 어느 한 기관에 문제가 발생하면 호르몬의 분비가 제대로 되지 않게 된다.

예를 들어 종양이나 염증, 외상 등에 의해 호르몬의 분비가 제대로 되지 않게 되면 성선호르몬을 촉진시키지 못하고 성장 호르몬의 분비 부족을 초래함으로써 발육이 제대로 되지 않는다. 그 결과 체구가 왜소해진다.

혈당수치 조절자 인슐린

인슐린은 혈당 수치의 균형을 조절하는 작용을 한다. 그래서 어린이가 당뇨병에 걸리게 되면 키가 크는 데에 영향을 미치게 된다. 왜냐하면 인슐린은 포도당과 아미노산을 세포 속에 들어가게 도와주어 세포의 크기를 커지게 하는 작용을 하기 때문이다.

성인의 뼈 가운데 3분의 1은 유기질인 골교원섬유이고 3분의 2는 무기질인 인산칼슘, 탄산칼슘, 염화칼슘 등으로 구성돼 있다.

어린이의 뼈에는 무기질의 함유량이 비교적 적고 유기질의 함유량이 비교적 많기 때문에 탄력적이고 강도는 약하다. 그래서 쉽게 변형이 된다. 그러나 이로 인해 크게 자라는 기회도 갖게 되는 것이다.

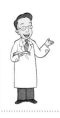

일찍 자고 일찍 일어나며 밖에서 뛰어놀게 하세요!

키가 작은 아이들은 거의 하나같이 음식을 잘 먹지 않는 것이 일반적인 증상이다. 저신장으로 체구가 작기 때문에 먹지 않는 것인지, 먹지 않기 때문에 크지 않는 것인지는 아직 확실하지 않다. 어찌 되었든 키가 작은 아이는 왜 계속 식욕부진 상태를 보이는 것일까?

식욕 부진의 아이에게 억지로 밥을 먹게 할 수는 없다. 먹고 싶지 않다고 하는 아이에게 강요해서 음식을 입에 넣을 수는 없다. 이런 경우 조금이라도 많이 먹게 하는 방법은 아이가 몸을 되도록 많이 움직이도록 해야 한다.

아이들 놀이터에 나가보면 뛰어노는 아이들을 잘 볼 수 없다. 요즘 아이들은 밖에서 노는 것보다는 TV를 보거나 비디오 게임을 하면서 집안에 있는 경우가 많기 때문이다. 또, 늦잠

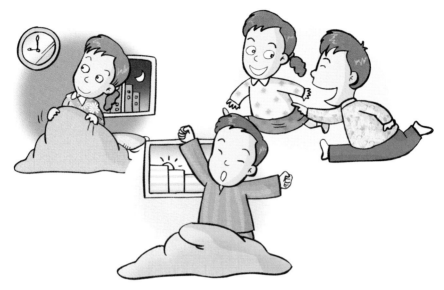

을 자는 잠꾸러기들이 많은 것도 요즘 아이들의 특징 중 하나
이다.

　이것은 이미 새삼스러울 것도 없는 일이 되어 버렸지만, 이
처럼 생활의 리듬이 깨지는 것은 아이들의 건강에 결코 도움
이 되지 않는다.

잘 놀고 잘 자는 것도 키를 키우는 방법의 하나이기 때문이다.

　만일 당신의 아이가 입이 짧아 식사를 제대로 하지 않는다
면 밖에서 뛰어놀게 하는 것이 좋다. 또한 일찍 재우고 일찍
깨워 규칙적인 생활 습관이 몸에 배도록 하는 일이 무엇보다
중요하다.

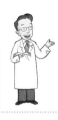

유아기의 키에
관심을 기울이세요!

　정상적으로 태어났어도 유아기 때부터 키의 성장 발육이 나쁜 아이가 있다. 이 시기는 일생 중에서 키가 가장 많이 자라는 때이다. 50cm 정도의 신장으로 태어난 아기라도 4세 때에는 무려 배나 자라 100cm가 되는 것이 정상이기 때문에, 이 시기에 성장이 부진하면 이후 신장 차이는 점차 크게 벌어진다.

　이처럼 유아기의 성장률은 최종 키를 결정하므로 유아기의 성장을 꼭 체크하여 문제가 있을 때는 전문의와 상담할 필요가 있다. 아직 이르다거나, 언젠가는 클 거라는 식으로 안이하게 생각해서는 안 된다.

　누구네 아이는 어려서는 작았는데 고교생 때 갑자기 컸으니 우리 아이도 그럴 것이라고 하는 이야기를 자주 들을 수 있다. 그러나 이는 특정한 일부 아동의 경우에만 볼 수 있는 현상일

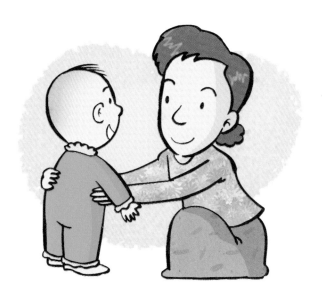

뿐, 누구나 그렇게 되는 것은 아니다.

'어떻게 되겠지.' 하는 식의 헛된 기대로 시간을 보내면 결국 적절한 시기를 놓쳐 낭패를 보게 된다.

전문의를 방문하는 환자들 중 상당수가 고교생이나 어른이 된 지금부터라도 어떻게 안 되겠느냐고 물어오는데, 그때는 이미 시기를 놓쳐서 어떻게 해볼 도리가 없는 경우가 허다하다. 이때는 적절한 처방을 한다 해도 저신장을 완전히 치료하지 못하는 경우가 더 많기 때문이다.

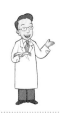

평생의 키는
사춘기 때 결정됩니다

"작게 나아 크게 키운다."는 옛말 때문인지 출생시의 키에 관해서는 사람들이 크게 관심을 갖지 않는 것 같다.

그러나 작게 태어난 아이는 성장 이후에도 그 상태가 지속 되는 예가 적지 않다. 상담 통계를 보아도 80% 정도가 출생 신장이 표준인 50cm를 밑돌고 있다.

미숙아로 태어난 아이는 사춘기가 되어도 키가 보통 아이보 다 훨씬 작은 게 문제이다. 사춘기 때는 남자가 평균 25cm, 여 자가 20cm 정도의 성장을 보이는데, 이것이 최종 신장이 되는 경우가 많다. 즉, 어느 정도 개인차는 있으나 사춘기 때 일생의 신장이 결정되는 것이다.

예를 들면, 사춘기를 맞은 남자의 키가 130cm밖에 되지 않는 다면 최종 신장은 155cm로 끝날 가능성이 있고, 150cm라면 최종 신장이 175cm가 될 가능성이 있다는 얘기이다.

태어날 때 작았던 아이가 남들과 같은 성장률을 거쳐 사춘기에 도달했다면 당연히 최종신장도 남들보다 작을 수밖에 없다.

단, 출생 때는 작았지만 1세 단계에서 쫓아오는 아이도 있고, 크게 태어났더라도 1세 때 성장률이 미진해지는 부류의 아이들도 있다.

> 그러나 대체로 작게 태어나는 아이는 성장 이후에도 키 작은 소년이 되는 경우가 많다는 것을 알아두어야 한다.

거꾸로 태어난 아이라든지, 가사 상태였다든지, 난산이었다든지, 황달 증상이 심했다든지 하는 출생 조건의 아이들도 주의를 기울여야 한다.

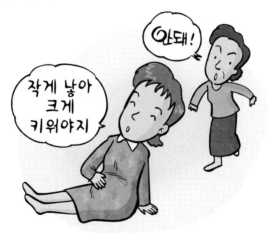

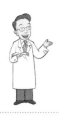

사춘기 이전에 키가 크면 주의를 기울이세요!

 사춘기는 여자의 경우 8~12세, 남자는 9~13세 반 정도에 오는 것이 보통이다. 그러나 남자의 사춘기는 겉으로 보아서는 잘 알 수가 없다.

 전문가들은 대개 고환의 용량이 4ml가 되면 사춘기라고 말하는데, 이건 겉으로 보아서는 알 수가 없는 것이다. 그리고 변성기를 사춘기의 상징이라고 보는 견해도 있지만, 변성기는 사실 사춘기의 시작이 아니라 끝이다. 어찌 되었든 사춘기는 11세 전후에 맞는 것이 보통이므로, 그 전에 키가 지나치게 쑥쑥 크는 것은 주의를 요하는 하나의 징후가 된다.

 여자의 경우는 사춘기의 시작을 유방의 변화로 알 수 있다. 젖꼭지가 부풀어 오는 것이 사춘기의 시작으로서, 이때부터 키가 급격히 커지게 된다. 남자는 이 시기에 1년에 10cm 정도

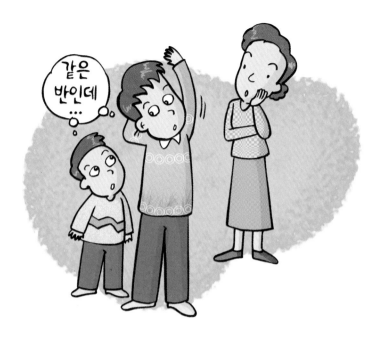

성장하는 데 반해 여자는 8cm 정도 큰다.

사춘기는 통상 초등학교 고학년에서 중학교 시기에 맞게 되는데, 첫 월경은 그로부터 1년 3개월 후 정도에 시작된다. 그 이후에 늘어나는 신장은 5cm 정도이다. 그리고 여자의 경우 역시 9세 전에 키가 지나치게 커진다면 주의를 기울여야 한다.

한방으로 키가 크게 할 수 있어요!

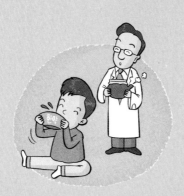

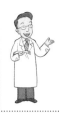

아이들은
늘 발육하고 성장해요!

한의학에서는 소아 시기의 생리적인 특징을 '치음치양, 순음순양'으로 총괄한다. 여기에서 말하는 치음치양稚陰稚陽이란 바로 어린이가 물질적인 기초나 기능활동이든지 간에 모두 유치에 속하고 발육이 제대로 되지 않아 오장육부가 연하며 형태와 기가 차지 않았음을 가리키는 말이다.

순음순양純陰純陽은 어린이의 성장발육이 빠르고 생기가 발랄하다는 것을 의미하는 말이다. 나이가 어릴수록 빠르게 자라는 것은 바로 그들의 신진대사가 왕성하기 때문이다. 마치 갓 돋아나온 부드러운 새 싹 같아 조심스럽게 보호하고 보살피는 것은 물론 충분한 영양을 공급해주어야 하는 것이다.

그러므로 어린이는 소화, 호흡, 순환, 골격, 내분비, 생식 등의 계통을 모두 정상적으로 발육할 수 있도록 세심한 주의를 기울여야 한다.

이렇듯 어린이는 체질이 치음치양이어서 발육하고 성장하는 존재다. 그래서 병이 잘 난다. 쉽게 허약해지기도 하고 쉽게 실해지기도 한다. 쉽게 냉해지고 쉽게 열이 나기도 한다. 또 쉽게 변화를 일으키고 그런 반면 회복하기도 쉽다.

또한 감기에 잘 걸리고 열도 쉽게 난다. 특히 호흡기 질병은 가장 흔하게 걸린다. 알레르기 천식이나 재채기, 콧물이 잘 나오고 위장도 좋지 않다. 구토가 나기도 하고 설사와 오줌싸개에다 밥을 잘 먹지도 않는다. 땀띠나 두드러기, 습진, 급성 간염, 신장염 등도 쉽게 발생한다.

따라서 아이의 키를 크게 하는 한방요법도 이런 특성을 알고 활용하는 지혜가 필요하다.

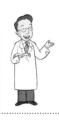

한방 성장치료는 이래서 좋아요!

성장장애에 대한 한방 치료법은 전혀 새로운 치료가 아니다. 한의학 고서를 살펴보면 이미 나와 있는 치료법이다.

한의학 최고 고전으로 전해내려오는 〈황제내경〉에 의하면 성장 부진에 대해 '감병疳病'이라 하여 현대의학에서 말하는 식욕부진과 성장장애에 대해 최초로 언급돼 있다.

또 AD 601년경에 저술된 〈제병원후론〉에는 성장 부진의 여러 가지 형태에 대해 소상하게 나누어 기록하고 있다.

수천 년 전부터 경험적으로 누적되어 온 한의학적인 지식이 오늘날 새롭게 재해석되어 적용되고 있는 것이다.

이렇듯 한의학적인 성장 치료 분야는 오랜 역사와 전통을 가진 치료법이라 할 수 있다.

따라서 그 접근에서도 조금 색다르다. 성장 치료에 대한 한

방 치료의 최대 장점은 소아의 전신상태를 조절해
주기 때문에 신체의 균형적인 성
장을 돕는다는 데 있다.

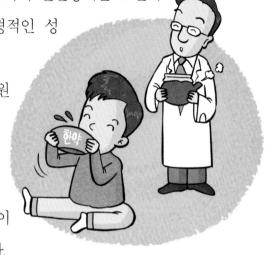

　소아 성장장애의 최대 원
인인 식욕부진과 그밖의
여러 가지 장부 이상
유무에 따른 원인별 치
료가 가능하다는 점도 이
점이라 할 수 있을 것이다.

　최근 들어서는 각 대학의 한방 소아과를 중심으로 이루어진
성장장애에 대한 많은 연구를 살펴보면 성장호르몬의 결핍이
원인인 소아와 성장호르몬 외적인 원인으로 인한 성장장애에
한방 치료가 아주 효과가 있다는 사실이다.

무엇보다 성장장애에 대한 한방요법은 부작용이 거의 없다는 것이
그 진가를 배가시키고 있다.
그 이유는 한방적인 정통치료가 소아 성장과 인체 면역 기능 향상에
뛰어난 효과가 있기 때문이다.

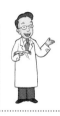

아이들의 키가 크게 하는 베스트 한약들

아이들의 키가 크게 하는 데 유익한 한약재는 어떤 것이 있을까?

이 물음에 대한 답은 신중하지 않으면 안 된다. 왜냐하면 아이들의 키가 크게 하기 위해서는 우선 양기를 도와 성장을 촉진해야 하고 음을 채워서 골수를 유익하게 해야 한다. 또 골격을 성장 발육시키는 데에 충분한 영양분을 공급하여 키가 자라도록 도와주면서도 성 조숙을 초래하지 않도록 해주어야 하기 때문이다.

특히 입맛이 없고 소화가 잘 안 되면 산사나 신곡, 곡아, 맥아 등의 약재를 가미하여야 좋은 효과를 볼 수 있다. 또 과민성 천식이 있으면 황기와 대추를 가미해서 면역기능을 증강시켜야 한다.

따라서 "과연 어떤 한약재가 키를 크게 하는가?" 하는 문제는 상당히 복잡한 연계성을 맺고 있다.

일찍이 한의학에서는 비장이 생성 변화를 주관하고 신장은 골수를 주관한다고 했다. 키가 크게 하기 위해서는 이러한 한의학적인 이론을 주요 근거로 하여 증세를 정확하게 변별한 뒤 치료에 임해야 하는 것이다.

그리하여 비장을 건강하게 하고 신장을 도우며 소통하고 기를 보하는 한약을 써야 한다. 이때 만약 어린이에게 성 조숙의 기미가 보이면 음을 자양하고 화를 배설시키는 방법을 써서 성장판이 일찍 닫히는 것을 방지해야 한다.

각기 다른 연령층에는 각기 다른 약재의 용량이 있는 법이므로 어느 한 가지의 민간요법 또는 비법으로 청소년의 발육 부진을 모두 치료할 수는 없는 일이다.

특히 어린이는 오장육부가 허약하고 형태와 기가 튼실하지 못하므로 더더욱 아무 약이든지 함부로 먹여서는 안 된다.

그러나 그 중에서 비교적 안전성이 입증된 키 크기 한약재 10여 가지를 소개하면 다음과 같다.

뼈의 발육 촉진! **홍화씨**

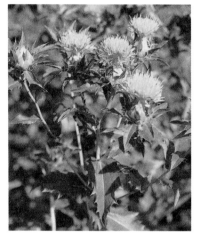

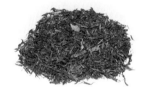

국화과에 속하는 1년생 초본인 잇꽃 홍화는 그 성질이 덥고 맛은 맵다. 주로 심경과 간경에서 작용을 한다.

이러한 홍화의 주요 약효는 혈액순환을 촉진하고 경맥을 소통시키며 통증을 멎게 하는 효능이 있다. 특히 홍화의 씨는 뼈를 튼튼하게 하는 데 좋은 효과가 있다.

최근의 연구 결과에 의하면 오랜 옛날부터 뼈 손상 회복을 위해 민간요법으로 널리 사용돼온 홍화씨가 골형성과 골절 치유에 중요한 역할을 하는 단백질의 발현을 증가시키는 것으로 밝혀지기도 했다.

따라서 홍화씨는 아이의 키를 크게 하는 데 있어 널리 응용되고 있는 대표적인 한약재이다. 그 주요 약효를 요약하면 다음과 같다.

▶골조직 세포의 기능을 강화시켜 뼈의 발육을 촉진시켜 준다.
▶골절 또는 염좌로 인한 뼈의 손상을 빠르게 회복시켜 준다.
▶망상골을 치밀하게 하여 건강한 뼈의 척도라 할 수 있는 골밀도를 높여준다.

관절·뼈 튼튼히 하는 **두충**

낙엽교목인 두충나무
의 껍질을 말린 것으
로 그 성질은 덥고 맛
은 달면서 약간 맵다.
주로 간경과 신경에서
작용한다.

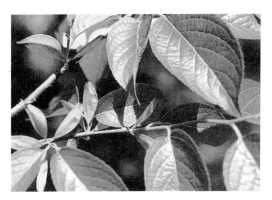

이러한 두충은 간장과 신장을 보하고
근맥과 뼈를 튼튼하게 한다.

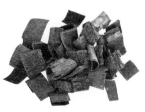

따라서 두충은 주로 허리, 무릎의 시
큰한 통증이나 근맥과 뼈의 허약을 다
스린다.

특히 어린이의 키를 크게 하는 데 있어서도 뛰어난 약효가
있다. 이를 요약하면 다음과 같다.

> ▶간혈을 풍부하게 공급하여 근육과 각 기관의 성장발육을 촉진시킨다.
> ▶관절과 뼈를 튼튼하게 만든다.

스트레스 없애는 성장 촉진제! **백복령**

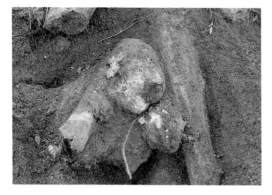

구멍쟁이 버섯과에 속하며 소나무 뿌리에 기생하는 복령은 그 성질이 평하고 맛은 달면서 싱겁다. 주로 심경과 비경, 신경에서 작용을 한다.

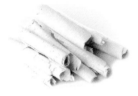

이러한 복령의 주요 약효는 몸 안의 수분대사를 원활하게 하고 비장을 튼튼하게 하며 위장을 조화롭게 하는 효능이 있다. 특히 심신을 안정시키는 효과 또한 뛰어나다.

실제 임상에서 복령은 소변이 잘 나오지 않는 증상을 개선하고 부종이나 담음 기침을 다스리며, 비장의 기능이 약해 음식섭취를 잘 못할 때 복용하면 좋은 치료 효과가 있다.

특히 복령은 아이의 키가 크게 하는 데도 유익한 효능이 있는 한약재이다. 그 약효를 요약하면 다음과 같다.

▶소화기능을 튼튼하게 하여 성장의 31%를 차지하는 영양이 잘 흡수되도록 한다.
▶심장기능을 안정시켜서 수험생들의 입시에 대한 스트레스를 없애준다.
▶키가 잘 크도록 하기 때문에 불면, 수면부족으로 인한 성장장애를 치료한다.

성장호르몬 분비 촉진! **복분자**

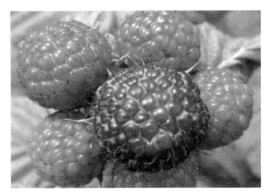

장미과에 속하는 낙엽관수인 복분자 딸기 및 근녹식물의 미성숙한 과실인 복분자는 그 성질이 약간 덥고 맛은 달고 시큼하다. 주로 간경과 신경에서 작용한다.

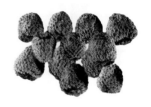

주요 약효는 신장의 기능을 돕고 원기를 북돋아준다. 특히 유아의 오줌싸개 치료에 효과적이기도 하다.

이러한 복분자 또한 아이들의 성장 치료에 좋은 효과가 있는 한약재 가운데 하나다. 성장에 관여하는 주요 작용을 요약하면 다음과 같다.

▶뇌하수체에 작용하여 성장호르몬의 분비를 왕성하게 한다.
▶오장육부 기능을 안정시켜 신체의 균형잡힌 성장을 유지시켜 준다.
▶관절부의 인대, 근육 발육을 원활하게 한다.

풍부한 칼슘 공급원 **녹각**

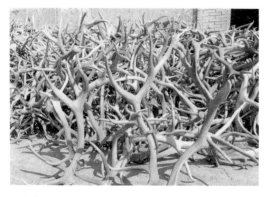

녹용이 완전히 성장하여 굳어져 골절이 된 노각으로 그 성질은 따뜻하고 맛은 달면서 짜다. 주로 간장과 신장 계통에 작용한다.

이러한 녹각은 녹용에 비해 그 효과는 훨씬 떨어지나 혈액순환을 촉진하는 작용이 있어 항소염 작용을 하고 또 근육과 뼈를 튼튼히 해줘서 허약하고 마른 증상에 효과가 있다.

따라서 어린이의 성장 발육을 촉진하는 데 많이 응용되는 한약재이기도 하다. 그 작용은 다음과 같다.

▶뼈 발육에 필수적인 칼슘을 공급해준다.
▶척추에 작용하여 자세를 바르게 유지하게 한다.
▶성장호르몬과 골밀도에 관여하는 여성 호르몬과 남성 호르몬의 분비를 촉진한다.

성장 발육 촉진제 **우슬**

비름과 식물인 우슬의 뿌리를 말린 것으로 근맥과 뼈를 튼튼히 하는 대표적인 한약재 가운데 하나다.

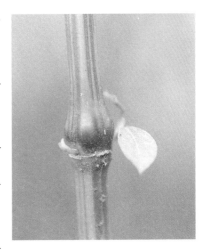

이러한 우슬은 그 성질이 평하고 맛은 시큼하면서 쓰다. 주로 간장과 신경계통에서 작용한다.

주요 약효는 간장과 신장을 보하며 근맥과 뼈를 튼튼히 한다. 또 어혈을 몰아내고 피를 아래로 끌어내리는 효능이 있기도 하다.

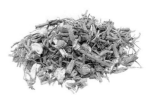

따라서 우슬은 허리나 무릎의 시큰한 통증을 다스리고 경맥과 뼈의 무력감을 개선한다. 특히 어린이의 키가 크게 하는 데 활용하면 좋은 효과가 있다. 그 작용은 다음과 같다.

▶간혈을 보충하여 근육과 각 기관의 성장발육을 촉진시킨다.
▶뼈와 신체의 성장발육과 생식을 주관하는 신장을 튼튼하게 한다.
▶관절을 튼튼하게 한다.

골밀도 높여주는 **속단**

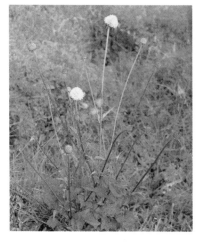

산토끼꽃과 식물인 산토끼 꽃의 뿌리를 말린 것으로 그 성질은 약간 덥고 맛은 쓰면서 맵고 달다. 주로 간장과 신경 계통에서 작용한다.

이러한 속단의 주요 약효는 간장과 신장을 보하고 근맥과 뼈를 튼튼히 한다. 또 혈맥을 조화롭게 하기도 한다.

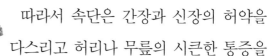

따라서 속단은 간장과 신장의 허약을 다스리고 허리나 무릎의 시큰한 통증을 개선시키기도 한다. 다리에 힘이 없는 증상도 치료한다. 특히 어린이의 성장 치료에 활용하면 좋은 효과가 있다. 주요 작용은 다음과 같다.

▶ 간혈을 풍부하게 공급하여 근육과 각 기관의 성장발육을 촉진시킨다.
▶ 뼈와 신체의 성장발육과 생식을 주관하는 간과 신장을 튼튼히 한다.
▶ 골밀도를 높여준다.

뼈 튼튼히 하는 **토사자**

메꽃과에 속한 1년생 기생성 감초인 새삼의 성숙한 종자로 그 성질은 평하고 맛은 매우면서 달다. 주로 간장과 신경 계통에서 작용한다.

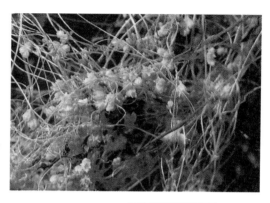

이러한 토사자의 주요 약효는 신장을 보하고 정력을 북돋아주며 간장의 기능을 좋게 하면서 눈을 밝게 하는 효능이 있다.

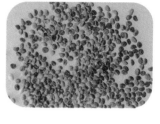

따라서 주로 허리나 무릎의 시큰한 통증을 개선하고 특히 어린이의 키를 크게 하는 데도 도움이 되는 한약재이다. 그 작용을 요약하면 다음과 같다.

▶간혈을 보충하여 근육과 각 기관의 성장발육을 촉진한다.
▶뼈를 다스리며 성장발육과 생식을 주관하는 신장을 튼튼히 한다.

칼슘 결핍 해결사! 오갈피

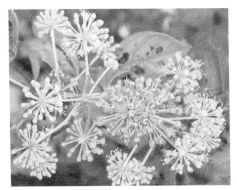

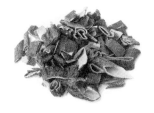

인삼에 버금가는 약효로 인기를 모으고 있는 오갈피 또한 뼈를 튼튼하게 하는 한약재 중 하나다. 그 성질은 덥고 맛은 매우면서 쓰다. 주로 간경과 신경에서 작용을 한다.

이러한 오갈피의 주요 약효는 근육과 뼈를 강하게 하고 몸의 수분대사를 도와서 부종을 해소하는 효능이 있다.

따라서 오갈피는 풍습에 의해 저리는 통증이나 근육과 경락의 경련에 효과가 있다. 또 간장과 신장의 기능이 부실하여 빚어진 허리나 무릎의 통증 완화에도 도움이 된다. 특히 하체의 허약과 무기력 증상도 다스린다.

현대 약리학 연구에 의하면 오갈피는 인체의 저항력을 증강시키며 인삼보다 더욱 뛰어난 적응원의 작용이 있는 것으로 밝혀졌다. 특히 오갈피는 소아의 칼슘 결핍에 의하여 일어나는 신체 허약에 효과가 있고 무력증상을 개선하는 약효도 기대할 수 있어 성장 치료에 활용하면 좋은 효과를 볼 수 있다.

전신의 영양상태 개선 **황기**

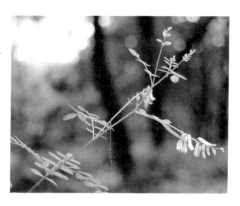

 허약해진 기를 보하는 대
표적인 한약재 중의 하나
인 황기 또한 어린이의 성
장 발육을 돕는 데 큰 효과
가 있다. 그 성질은 약간
덥고 맛은 달다. 주로 비경
과 폐경에 작용한다.

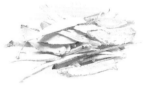

 이러한 황기의 주요 약효는 허약해진
기를 보하고 양기를 치솟게 한다는 것
이다. 또 외표를 다지고 땀을 멎게 하는
효능이 있다.

 따라서 황기는 기가 허약하고 쇠약하거나 권태롭고 무기력
한 증상에 효과가 뛰어나다. 또 식은땀이 나거나 기혈이 부족
한 증상도 다스린다.

 현대 약리학 연구에 의하면 황기에는 인체의 생리적 신진대
사를 증강시키고 전신의 영양상태를 개선하는 작용이 있다는
사실이 밝혀졌다.

 특히 면역기능과 항병독 감염의 능력을 높여주어 정상적인
성장 작용을 돕는 효과가 뛰어나다.

식욕부진 개선 **백출**

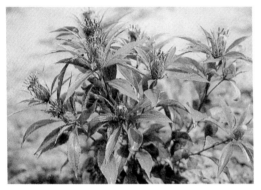

국화과에 딸린 여러해살이풀인 삽주의 뿌리를 말한다. 이러한 백출은 위장기능을 높이는 대표적인 한약재로 알려져 있다.

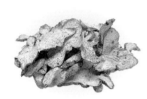

위의 화기를 없애고 위가 허한 것을 보해주며 입맛을 돋워주는 효능이 있기 때문이다. 특히 냉으로 인한 복통을 낫게 하고 설사를 멎게 하는 약효도 있다.

옛 한의서인 〈동의보감〉에 의하면 "백출은 성질이 따뜻하고 맛이 쓰며 독이 없다. 비위를 든든하게 하고 설사를 멎게 하며 습을 없앤다. 또한 소화를 시키고 땀을 멎게 하며 명치 밑이 몹시 그득한 것과 토하고 설사하는 것이 멎지 않는 것을 치료한다."고 했다.

따라서 백출은 비장과 위장의 허약 부족을 다스리고 헛배가 부르고 권태로우며 기력이 없고 설사가 나는 증상에 효과적이다. 특히 백출은 식욕부진에 의해 어린이의 성장 발육이 더딘 증상을 개선하는 데 좋은 효과가 있다.

몸속 진액 보충제 **별갑**

별갑은 파충류 자라
과 동물인 자라의 등
껍질과 배 딱지를 말
린 것으로 예로부터
음을 보하는 대표적인
약재로 알려져 있다.

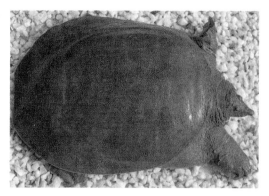

따라서 별갑은 음의 기운이 부족한 사
람에게 좋은 효능을 나타낸다.

또한 별갑은 단단한 것을 풀어주고
뭉친 것을 풀어주는 효능이 있다. 특히

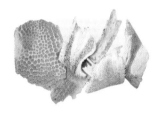

진액이 부족하여 생기는 열증이나 뼛속까지 열이 나는 증상에
도 효과가 있다.

특히 자라 딱지에는 콜라겐, 탄산칼슘, 인산칼슘 등이 풍부하
게 함유돼 있다. 이들 성분들은 모두 우리 몸의 뼈를 튼튼하게
하는 데 도움이 된다.

이외에도 갖가지 아미노산과 요오드, 케라틴, 비타민 D 등도
많이 들어 있어 별갑은 아이들의 성장발육을 돕는 한약재라
할 수 있다.

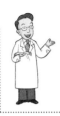

아이들의 키를 크게 하는 한약처방

한약을 복용하여 키를 크게 하는 데 도움을 주는 것은 주로 약재를 이용해 어린이에게 성장발육의 기초물질을 제공하기 때문이다. 그 방법은 특히 식이요법에 근접하고 있어 대체로 부작용이 없다는 장점이 있다.

또한 한약을 이용하는 방법은 호르몬으로 성장을 북돋우는 것이 아니므로 성장판을 앞당겨 봉합시키지 않으며, 또 키를 무제한으로 크게 하여 거인으로 만들지도 않는다.

따라서 8세에서 14세까지 키가 크도록 도울 수 있는 절호의 시기를 제대로 잘 활용하면 원하는 만큼의 큰 키를 갖는 것이 그렇게 어려운 문제는 아니다.

특히 여자의 경우는 반드시 월경이 있기 전에 약을 복용해야 놀라운 효과를 거둘 수 있다.

그럼, 비교적 그 효과가 입증된 키크기 처방을 소개하면 다음과 같다.

케이스❶

아이가 유난히 허약할 때…

평소 기침에 가래가 많고 입맛이 없다. 또 얼굴의 혈색이 누렇고 야위며 체구가 왜소하다. 특히 저항력이 낮고 식은 땀이 나는 증상이 나타나기도 한다. 혀는 색깔이 엷고 태는 얇거나 적다. 맥박은 미끄럽고 빠르거나 가라앉은 채 가늘면서 무력하게 뛴다.

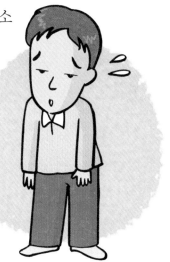

이상의 증상을 동반한 체구가 왜소한 어린이에게는 다음의 한약 처방을 활용하면 좋은 효과를 볼 수 있다.

이 처방은 비장을 튼튼하게 하고 기를 북돋아줄 뿐만 아니라 기침을 멎게 하면서 가래를 삭혀서 어린이의 성장 발육을 촉진하는 효능이 뛰어나기 때문이다. 연령에 따른 활용법을 소개하면 다음과 같다. 단, 이 처방을 활용할 때는 반드시 전문가의 상담을 통해 활용해야 한다.

▶1세 어린이일 때 : 당삼 5g, 백출 3g, 복령 5g, 감초 1g, 진피 2g, 법반하 3g, 어성초 5g, 백부 3g, 황기 5g, 대추 3개를 달여 3~6회로 나누어 복용한다.

▶5세 어린이일 때 : 당삼 10g, 백출 5g, 복령 10g, 감초 2g, 진피 4g, 법반하 5g, 어성초 10g, 백부 5g, 황기 10g, 대추 4개를 달여 3~6회로 나누어 복용한다.

▶10세 어린이일 때 : 당삼 12g, 백출 10g, 복령 12g, 감초 3g, 진피 6g, 법반하 10g, 어성초 12g, 백부 10g, 황기 12g, 대추 6개를 달여 3~6회로 나누어 복용한다.

케이스❷
배탈 설사가 자주 나면서 잘 크지 않을 때…

평소 어린이의 위와 장 기능이 나빠서 배탈 설사가 잘 난다. 그 결과 영양의 흡수가 제대로 이루어지지 않는다. 늘 식욕이 없다. 혀는 색깔이 엷고 태는 희거나 진하다. 맥박은 가라앉은 채 힘이 없다.

이럴 경우 삼령백출산을 쓰면 효과적이다. 이 처방은 비장과 위장의 기능을 개선시켜 영양분의 흡수를 촉진하는 효능이 있기 때문이다.

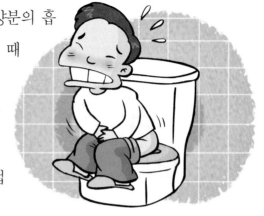

　따라서 어린이의 성장 발육을 돕고 키가 자라게 하기도 한다. 연령에 따른 활용법을 소개하면 다음과 같다.

▶1세 어린이일 때 : 당삼 5g, 복령 5g, 백출 3g, 감초 1g, 편두 3g, 산약 10g, 연육 5g, 진피 2g, 의이인 5g, 사인 2g을 달여 3~6회로 나누어 복용한다.

▶5세 어린이일 때 : 당삼 10g, 복령 10g, 백출 5g, 감초 2g, 편두 5g, 산약 12g, 연육 10g, 진피 4g, 의이인 10g, 사인 4g을 달여 3~6회로 나누어 복용한다.

▶10세 어린이일 때 : 당삼 12g, 복령 12g, 백출 10g, 감초 3g, 편두 10g, 산약 15g, 연육 12g, 진피 6g, 의이인 12g, 사인 6g을 달여 3~6회로 나누어 복용한다.

케이스❸

성장이 유난히 더딜 때…

　만일 어린이가 서는 것, 걷는 것, 모발, 치아, 말하기 등 전체적인 신체의 발육이 더딘 경우에 활용된다. 또 머리꼭대기, 신체, 입, 손발, 근육이 물렁거리며 단단하지 않을 때도 활용된다.

특히 신문이 늦게 봉합되고 O형 다리, ×형 다리 등의 몸 형태를 나타낼 때도 활용하면 좋다.

이 처방은 신장을 보하고 골수를 보충하며 근육과 뼈를 튼튼하게 하여 어린의 발육을 도와주기 때문이다. 연령에 따른 활용법을 소개하면 다음과 같다.

▶1세 어린이의 경우 : 숙지황 3g, 산약 5g, 산수유 3g, 목단피 3g, 택사 3g, 복령 5g, 두충 5g, 우슬 5g, 당삼 5g, 백출 3g을 달여 3~6회로 나누어 복용한다.

▶5세 어린이의 경우 : 숙지황 5g, 산약 10g, 산수유 5g, 목단피 5g, 택사 5g, 복령 10g, 두충 10g, 우슬 10g, 당삼 10g, 백출 5g을 달여 3~6회로 나누어 복용한다.

▶10세 어린이의 경우 : 숙지황 9g, 산약 15g, 산수유 7g, 목단피 7g, 택사 9g, 복령 12g, 두충 12g, 당삼 15g, 백출 9g을 달여 3~6회로 나누어 복용한다.

케이스❹
뼈를 튼튼히 하는 한약 처방…

【처방】태자삼 5g, 초백출 3.5g, 복령 3.5g, 적황기 3.5g, 용골 3.5g, 모려 3.5g.

이상의 약재는 그 성질이 차지도, 그렇다고 뜨겁지도 않으므로 훌륭한 보약이다. 이를 복용하면 체질이 두드러지게 강화된다. 또 사지가 냉하고 소화가 잘 안 되는 증상이 개선되기도 한다.

따라서 이 처방은 체질이 허약하거나 발육이 더딘 청소년, 혹은 키가 더 크기를 바라는 청소년들에게 좋은 처방이다.

밥을 잘 먹지 않아 성장발육이 더딜 때…

어린이가 음식을 제대로 먹지 않게 되면 영양의 불량으로 인해 키가 제대로 자라지 않게 되고 또 신경질적이며 자신감도 없게 된다.

사실 소아의 편식은 심리적인 원인 외에도 하나의 병증일 수도 있으므로 올바르게 치료하는 것이 중요하다.

이를 위해 의사를 찾아가는 것 외에도 한의학에서 전해내려 오는 다음의 처방을 활용하면 좋은 효과를 나타낼 것이다. 구체적인 처방을 소개하면 다음과 같다.

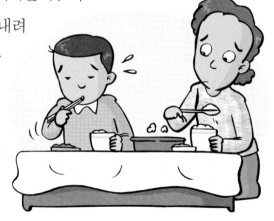

【처방】 곡아 · 맥아 · 신곡 · 편두 각각 4돈, 향부자 · 내복자 · 백출 · 진피 각각 2돈, 대추 3개.

【응용법】 이상의 처방약을 물 150cc로 달여 매일 한 번씩 어린이에게 먹인다. 이를 5일 동안 계속한다. 만일 1단계 과정을 복용하여 식욕이 두드러지게 향상된다면 약의 복용을 멈추고 그렇지 않으면 계속해서 복용하는 것이 좋다.

케이스❻

키를 크게 하는 식이처방 2가지

▶산약밤탕

【재료】 산약 1냥, 대추 5개, 밤 1/2근, 돼지 척추뼈 반근.

【응용법】

· 먼저 돼지 척추뼈를 끓는 물에 넣어서 5분 정도 삶은 뒤 건져내어 씻어둔다.

· 그런 다음 솥에 물을 붓고 끓기 시작하면 이상의 재료를 함께 넣고 중간불에서 2시간 가량 끓인 뒤 소금으로 간을 하여 먹는다.

· 이 식이처방은 체질을 강화하고 근육과 뼈를 튼튼하게 하는 효능이 있다.

▶황기땅콩탕

【재료】 황기 5돈, 표고버섯 약간, 땅콩 2냥(붉은색 껍질째 쓰면 더욱 좋다), 갈비 반근.

【응용법】

· 이상의 재료를 함께 넣고 찌개로 끓여서 먹는다.

주의 이상의 처방을 쓸 때 한 가지 주의할 것은 만약 부모의 키가 모두 왜소하여 유전적으로 이미 손해를 보고 있거나 3년 전부터 신장이 계속 정상 표준치 이하로 성장하고 있는 어린이의 경우는 반드시 전문의와 상담을 하는 것이 좋다.

특히 성장기에 있는 어린이나 청소년의 경우는 신장에 대한 평가를 1년에 한 번씩 반드시 행하는 것이 바람직하다.

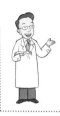

한방 문헌에서 찾아낸 한방 키 크기 처방들

성장장애에 동반된 증상은 일반적으로 소화계 질환이 50~60%, 호흡계 질환이 15~20%, 알러지성 질환이 10%, 비만한 경우 7% 정도이다.

따라서 성장 치료에는 이들 동반된 증상을 잘 다스리는 것이 아주 중요한 관건이 된다.

아래의 처방은 임상에서 치료와 함께 효과적이었던 처방의 예들이다.

그러나 모든 아이에게 한 가지 처방으로 될 수 없듯이 상황에 맞게 작방, 가감하는 지혜가 필요하다.

또 하나! 이들 처방은 반드시 전문 한의사와의 상담을 통해 올바르게 활용해야 좋은 효과를 볼 수 있다.

선천적으로 성장 부진일 때…

자궁내 발육 부전으로 키가 크지 않거나 저체중, 발달장애를 초래하는 경우를 말한다. 이럴 경우 한방에서는 예로부터 다음과 같은 처방을 널리 활용해 증상을 개선시켰다.

〈녹용사근환〉

육종용, 우슬, 모과, 토사자, 숙지황, 녹용, 천마, 두충, 오미자.

이상의 처방으로 가루로 만든 뒤 섞어서 꿀로 환을 빚어 오자대 크기로 만든다. 이렇게 만든 것을 한 번에 30환~50환 정도 복용한다.

소화기에 문제가 있는 경우…

▶영 · 유아의 식욕부진으로 작을 경우

가장 많이 자라는 시기인 출생~1돌(24cm), 1돌~2년(12cm) 때의 성장 부진은 잘 회복하지 못하므로 이때에 적극적인 치료가 필요하다. 이때 활용하면 좋은 처방은 다음과 같다.

-영양탕-

【처방】복령 · 인삼 · 초두구 · 녹용 각각 4g, 대복피 · 감초 각각 2g, 자하거 분말 1g.

이상의 약재를 달여 하루에 10~20ml 정도 복용한다.

※이 처방은 돌 미만 아이가 식욕저하에 의해 성장이 더딜

때 쓰면 좋다.

-건아탕-

【처방】원육 · 황기 · 인삼 · 초두구 · 사인 · 소회향 · 산사육 · 백작약 각각 4g,

육계 · 백출초 각각 2g.

이상이 약재를 달여 복용한다.

※이 처방은 1돌 ~2돌 무렵의 아이가 잘 먹지 않아 잘 자라지

않을 때 쓰면 좋다.

▶유치원 아이의 식욕부진 · 편식이 심할 때

-성장탕-

【처방】황기 6g, 원육 · 인삼 각각 4g, 녹각교 · 당귀 · 천궁 · 백작약 · 산약 각

각 3g, 구기자 · 자하거(가수분해 분말) · 녹용 · 공사인 · 익지인 · 당목향 · 귤

피 · 육계 · 백출 · 감초 각각 2g.

이상의 약재를 물로 달여 복용한다.

▶초·중학생의 식욕부진이 심할 때

-성장탕-

【처방】 토사자·육종용·복신·백자인 각각 6g, 녹각교·구판교·인삼·황기·공사인·당귀·천궁·산약·오가피·귤피·백출·육계 각각 4g, 녹용·죽여·감초 각각 2g.

이상의 약재를 물로 달여 복용한다.

케이스❸

수면장애로 인한 성장장애일 때…

-평화탕-

【처방】 복신 8g, 귤피·인삼·연자육·백자인·죽여·감초 각각 2g, 반하·우담낭성·대복피·지실 각각 1g.

이상의 약재를 물로 달여 복용한다.

※이 처방은 밤마다 깨서 우는 아이가 수면방해로 저성장이 우려될 때 효과적인 처방이다.

케이스❹

아토피성 피부염에 의한 성장장애일 때…

아토피 피부염 치료시 원인을 단순히 열이 많다 하여 염증을 다스리는 약재를 너무 많이 쓰면 몸의 신진대사가 위축되어 성장에 지장을 초래할 수 있다. 또 열을 내리는 약은 너무 오래 쓰지 말고 증세가 심한 초기에 쓰도록 한다.

특히 아토피성 피부염을 앓고 있는 아이의 경우 지나치게 가리는 식사로 인해 성장기에 필요한 영양소들이 부족해져서 성장부진의 원인이 되기도 한다. 따라서 전반적인 성장을 고려한 아토피 처방을 쓰는 것이 좋다.

또 한 가지! 소아 아토피는 장의 기능이 떨어져 장벽의 투과성이 증가하여 아미노산을 큰 분자인 펩타이드 형태로 흡수하여 이것이 항원이 되는 경우와 과식으로 이종단백질 분해가 잘 되지 않아서 생기는 경우가 많다.

따라서 소화기의 활동을 도와줘서 생기는 습담을 없애고 피부의 증세인 열감, 건조를 완화시키는 처방이 효과적이다.

–윤폐탕 (마른 아이일 때)–

【처방】 사삼 · 호마인 · 맥문동 각각 6g, 사인 · 백작약 · 갈근 · 귤피 · 승마 · 자초 · 인삼 · 지골피 각각 4g, 감초 2g.
이상의 약재를 물로 달여 복용한다.

-청폐탕 (뚱뚱한 아이일 때)-

【처방】 귤피 · 의이인 · 미삼 · 갈근 · 복령 각각 6g, 대계 · 승마 · 백질려 · 육

계 · 백작약 각각 4g, 형개 · 감초 각각 2g.

이상의 약재를 물로 달여 복용한다. 좋다.

여기 소개한 한약처방을 활용할 때는 반드시 전문가와 상의한 후 적절히 응

용하는 것이 좋다.

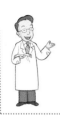

키가 쑥쑥 크게 하는
한방 경혈 자극법

아이들의 키가 쑥쑥 크게 하는 데 있어 또 하나의 손쉬운 방법으로 경혈 지압법을 들 수 있다.

그동안의 연구 결과에 의하면 경혈 지압법은 혈액순환을 촉진시키고 우리 몸의 신진대사 작용을 강화하는 효과가 있는 것으로 드러났다.

그것은 경혈 지압법이 우리 몸의 경락을 소통시키고 오장육부의 기혈을 조절하는 작용이 있기 때문이다.

시술하는 방법도 매우 간단하다. 아이들의 성장 발육을 촉진하는 혈자리에 자극을 주면 되기 때문이다. 이때 자극점이 되는 주요 혈자리를 소개하면 다음과 같다.

평소 이들 혈자리에 수시로 자극을 주면 우리 아이를 키짱으로 만들 수 있다.

키크기 자극법 ❶ 손바닥 · 발바닥 자극법

손바닥과 발바닥은 오장육부의 반응점들이 분포되어 있는 전신의 축소판이다. 따라서 가벼운 자극에도 큰 효과가 있다.

> 키 크기에 도움이 되는 자극법은 손바닥과 발바닥을 가볍게 오므렸다 폈다를 반복하거나 두드리기와 주무르기를 하면 좋다.

이렇게 하면 장기의 기능을 강화하고 혈액순환과 뼈의 성장에 좋은 효과가 있기 때문이다.

키크기 자극법 ❷ 풍지혈 자극법

뒷머리와 목이 연결된 부위의 중앙 움푹 파인 곳에서 양쪽으로 3~4cm 정도 파인 곳을 말한다.

이 혈자리는 풍사로 인한 질환에 특효이다. 따라서 중풍질환을 치료하는 대표적인 혈자리라 할 수 있다.

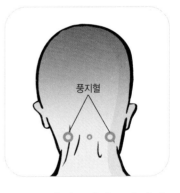

또 만성두통과 목의 통증을 개선하는 효과가 있다. 머리가 맑지 못하거나 어지럼증이 심할 때도 자극을 주면 좋다. 특히 이 혈자리는 성장호르몬의 분비를 촉진하므로 이곳에 자극을 주면 성장장애 치료에 도움이 된다.

키크기 자극법❸ 환도혈 자극법

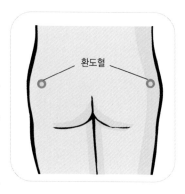

환도혈

엉덩이에 힘을 주고 오므렸을 때 움푹 파인 부위의 위쪽이고, 골반 뼈와 대퇴골이 만나는 부위의 바깥 쪽에 해당된다.

이 혈자리는 허리와 골반질환을 개선하는 데 효과가 있다. 따라서 만성요통이 심하거나 좌골신경통, 하지마비, 각종 동통성 질환이 나타났을 때 활용하면 좋다.

특히 이 부위는 하체를 부드럽게 하고 경락 소통을 원활히 해주며 하체의 강화와 대퇴골 성장에 도움이 되므로 성장장애 치료에 좋은 효과가 있다.

키크기 자극법❹ 승부혈 자극법

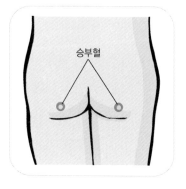

승부혈

엉덩이와 다리가 만나는 부위이다. 엉덩이 맨 아래쪽 접히는 곳의 중앙 을 말한다.

이 혈자리는 만성요통이나 좌골신

경통, 하지마비, 동통질환을 개선하는 효과가 있다. 또 소변이
원활하지 못하거나 변비가 있을 때 자극을 주면 좋다.

특히 이 혈자리는 대퇴골 주위 성장에 도움이 되므로 성장
장애 치료에 응용하면 좋다.

키크기 자극법❺ 위중혈 자극법

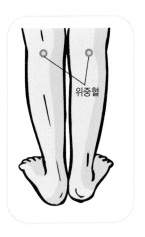

무릎 뒤 여러 개 주름이 있는 중앙부를
말한다.

이 혈자리는 허리와 무릎, 좌골, 하지질
환, 소화기질환 개선에 도움이 된다.

특히 그 위치가 대퇴골, 경골, 비골이 있
는 성장판의 중앙이라서 성장판 자극에
좋다.

키크기 자극법❻ 승근혈 자극법

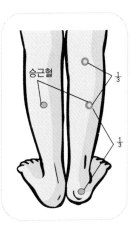

위중혈과 발목 뒤를 이은 선 위에서 3
분의 1 정도에 위치한다.

이 혈자리는 근육통이나 하지마비, 동
통, 만성요통, 두통 등의 증상 개선에 도
움이 된다. 특히 무릎과 발 사이에 있는

비골과 경골 부위의 뼈 성장에 도움이 되므로 이곳에 자극을
주면 성장장애 치료에 도움이 된다.

키크기 자극법❼ 양구혈 자극법

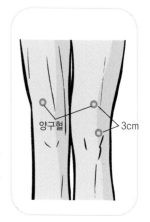

무릎, 즉 슬개골 바깥쪽 위에서 3cm 정
도에 위치하고 있다.

이 혈자리를 자극하면 각종 무릎질환이
나 위염, 위통, 소화기질환에 효과가 있다.
특히 대퇴골 성장에 도움이 되므로 성장
장애 개선에 도움이 된다.

키크기 자극법❽ 슬안혈 자극법

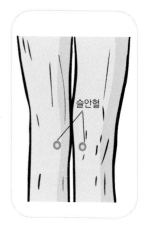

무릎을 구부렸을 때 슬개골 바로 아래
양쪽으로 움푹 파인 부위를 말한다.

이 혈자리를 자극하면 각종 슬관절질환
이나 하지마비, 동통질환 개선에 도움이
된다. 특히 대퇴골, 비골, 경골 등 하체 성
장에 좋다.

키크기 자극법❾ 족삼리혈 자극법

무릎을 구부렸을 때 무릎 아래 움푹 파인 곳의 바깥쪽에 위치한 것을 외슬안이라 하고, 이 부위에서 5cm 정도 아래가 족삼리혈이다.

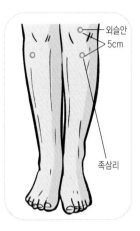

족삼리의 리는 위장을 가리키는 말로 위염, 궤양, 장염, 췌장염, 소화불량 등 소화기질환에 효과가 큰 경혈이다.

또 각종 알레르기 질환이나 허약체질에도 적용된다.

특히 비골과 경골 위쪽 성장판에 도움을 주므로 성장장애 치료에도 도움이 된다. 무엇보다 소화기 허약으로 인한 성장부진에 좋다.

키크기 자극법❿ 현종혈 자극법

복사뼈 바깥에서 약 5cm 정도 위쪽에 위치하고 있다. 이 혈자리는 좌골신경통이나 편두통, 편마비, 슬관절, 발목관절질환을 개선하는 효과가 있다. 특히 비골과 경골 아래쪽 성장판 부위에 도움이 되므로 성장장애 치료에 활용하면 좋다.

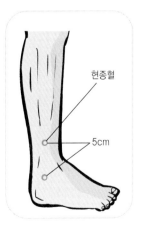

키크기 자극법⑪ 곤륜혈 · 태계혈 자극법

복사뼈와 아킬레스건 사이의
움푹 파인 부위의 바깥쪽은
곤륜이고 안쪽은 태계혈이다.

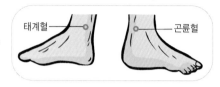

이 두 혈자리는 발목의 염좌성 질환을 개선하는 데 좋다. 특히 비골과 경골의 아래쪽 성장판과 맞닿아 있어 이 부위를 자극하면 성장장애 치료에 도움이 된다.

키크기 자극법⑫ 태충혈 자극법

첫째 발가락과 둘째 발가락이 맞닿는 부위에서 2~3cm 위쪽에 위치해 있다.

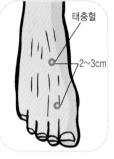

이 혈자리에 자극을 주면 만성두통이나 어지럼증, 고혈압, 불면증 등에 효과가 있다. 또 간기능을 활성화 시키고 혈액순환에도 좋다.

특히 성장호르몬의 분비를 촉진하고 스트레스로 인한 성장호르몬 분비 저하에도 도움이 된다. 따라서 성장장애 치료에 널리 활용되고 있는 혈자리이기도 하다.

이상의 혈자리들을 꾸준히 지압해주면 성장장애 치료에 큰 도움이 되므로 시간나는 틈틈이 자극을 주도록 하자.

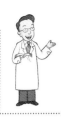

키가 쑥쑥 자라게 하는 신비한 향기요법

요즘 들어 대체의학의 한 분야로 각광을 받고 있는 향기요법은 약초에서 추출한 정유 성분을 이용하여 각종 질병을 예방하고 치료하는 자연의학의 한 형태이다.

그러나 알고 보면 그 역사는 기원전으로 거슬러 올라간다. 5,000년 전부터 이용돼 온 역사를 가지고 있기 때문이다. 고대 중국이나 이집트의 왕족들이 애용했던 치료법으로 알려져 있다.

향기요법이 유럽으로 전수되었을 때 히포크라테스는 "건강 유지의 비결은 향기 목욕과 흡입, 마사지를 매일 하는 것이다." 라고 했을 정도로 뛰어난 효과를 인정받았다.

이러한 향기요법의 큰 특징은 신체의 질병과 정신적인 긴장을 풀어주는 동시에 인체의 면역기능을 향상시켜 준다는 것이다.

그 결과 만병의 근원인 스트레스에 대항할 수 있는 우리 몸의 면역력을 높여주게 된다.

특히 향기요법은 아이들의 키가 크게 하는 데도 많은 도움이 된다. 이때 주로 활용되는 약초의 종류를 소개하면 다음과 같다.

잊혀지지 않는 꽃향기! 네롤리

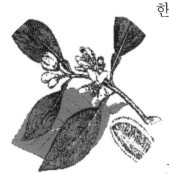

한 번 맡으면 쉽게 잊혀지지 않는 아름다운 꽃 향기가 나는 네롤리는 그 꽃잎에서 추출한 정유성분이 아이들의 성장과 발육에 독특한 효과를 나타낸다.

그동안의 연구 결과에 의하면 네롤리의 정유 성분은 강심작용과 강장작용이 있고 살균작용과 세포 성장을 촉진하는 효능이 있는 것으로 알려졌기 때문이다.

따라서 네롤리는 교감신경계를 진정시키는 작용이 있으므로 불면증이 나타날 경우 응용하면 좋은 효과가 있다. 우울증으로 인한 불면증, 신경통, 두통, 어지럼증 등에 활용하면 좋다.

특히 네롤리는 아이들의 성장 발육에도 영향을 미치므로 성장 장애를 치료하는 대표적인 향기 식물 중 한 가지이다.

수목향이 가득! **라벤더**

수목 향이 가미된 가볍고 깨끗한 향기가 나는 라벤더는 꽃이 핀 선단부와 잎 부분에서 추출한 정유 성분을 활용하면 키 크기에 도움이 된다.

우리에게 비교적 친숙한 약용 식물인 라벤더는 약효면에서도 뛰어난 편이다. 강심작용과 건위작용, 담즙 분비 촉진작용 등이 있다. 또한 살균작용과 소염작용, 그리고 세포 성장을 촉진하는 작용이 있어 성장 장애 치료에 활용하면 좋다.

이러한 라벤더가 우리 인체에 미치는 영향은 다양하다. 우선 심장을 진정시키는 작용이 있으므로 고혈압을 낮추고 심장 박동을 늦추는 효과가 있다. 또 불면증을 효과적으로 치유하는 것은 오랫동안 알려져 온 사실이다.

특히 진통완화 특성이 있어 근육경련에 효과적인 치유제로 많이 쓰이며 염좌, 관절손상이 극심한 류마티스에도 잘 듣는다.

라벤더의 정유성분은 특히 결핵의 영향을 감소시키는 데 도움이 되며, 항바이러스 특성은 감염률을 떨어뜨리는 작용을 하기도 한다.

학자식물 로즈마리

이태리 요리에서 없어서는 안 되는 향미료인 로즈마리는 약용식물의 대명사로 통한다.

육류요리, 생선요리, 소시지, 비스킷, 과자, 잼, 차, 목욕제, 향수원료, 헤어토닉, 화장품 등 광범위하게 활용되고 있기 때문이다.

이러한 로즈마리는 잎과 꽃이 핀 선단부에서 정유성분을 추출해 사용한다. 이 정유성분에는 강심작용, 강장작용, 발한작용은 물론 노화를 방지하는 묘약으로도 알려져 있다.

따라서 근육통과 신경통, 류마티스, 피로회복 등에 효과가 좋다. 또 활력을 증진하고 강력한 로즈의 향은 뇌의 활동을 높이며 기억력과 집중력을 높여 주므로 일명 학자 식물이라고도 불린다.

특히 로즈마리의 잎과 꽃이 핀 선단부에서 추출한 정유성분
은 아이들의 성장 발육을 촉진하는 효과도 있어 성장장애를
개선하는 대표적인 향기식물로 알려져 있다.

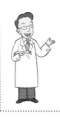

아이들의 키를 크게 하는 한방 추나요법의 '힘'

　우리 몸의 대들보는 척추이다. 이 척추에 문제가 생기면 여러 가지 문제가 발생한다. 아이들의 성장도 마찬가지이다.

　아이들의 일차적인 성장, 발육의 조건은 척추가 바로서야 한다는 것이다. 그래야 키도 크고 몸무게도 늘어나며, 날로 쑥쑥 커 가는 성장 곡선을 그리게 된다.

　그런데 만약 척추가 변형돼 있으면…. 그때는 자못 심각한 문제들이 발생한다. 키가 크지 않는 것은 말할 필요조차 없다. 척수의 흐름과 혈액순환에도 장애를 주게 되어 두통과 어지럼증, 기억력 저하, 소화불량 등 다양한 나쁜 증상을 유발할 수 있다.

　따라서 아이들의 키가 크게 하려면 반드시 척추는 바로서야 한다. 이때 한방 추나요법을 활용하면 좋은 효과를 볼 수 있다.

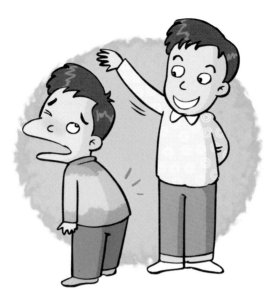

척추를 밀고 당겨서 변형된 척추를 바로잡아 주기 때문이다.

일례로 척추가 휘어져 있거나 척추가 과다하게 전만되어 있을 경우 등 척추에 발생할 수 있는 여러 가지 증상들을 개선시켜 키가 크지 않는 원인을 제거하는 효과가 있다.

사례 ① **척추 측만증인 경우**

10~15세에서 많이 발견되며, 키가 자랄수록 더욱 휘어짐이 심해져 최종 신장에 크게 영향을 주게 된다.

대개 측만의 정도가 20도 이하이면 추나요법을 통한 교정을 권장하고, 20~40도 정도인데 성장 가능성이 있으면 추나요법과 보조기 착용을 병행하게 된다.

사례 ② **척추 과다 전만증인 경우**

척추가 과다하게 전만되어 자세가 구부정해진 상태로 요통을 유발하므로 추나요법을 통해 자세를 바르게 펴주어야 한다.

사례 ③ **척추 과소 전만증인 경우**

척추에 있어야 할 정상각도가 줄어든 상태로 일자목 또는 일자허리의 원인이 된다. 바르지 못한 자세와 무거운 가방 등이 원인이므로 학생들에게서 가장 많이 나타나는 자세 이상 역시 추나요법으로 교정이 가능하다.

이상의 한방 추나요법을 활용해서 변형된 척추를 바로잡아 주면 성장판이 닫혀 이미 자연적인 성장이 끝난 경우에도 2cm 정도의 숨은 키를 찾을 수 있다.

한편 추나요법의 치료 기간은 척추 상태에 따라 다르지만 보통 1~3개월 정도 소요된다고 보면 된다.

제 5장!

키가 쑥쑥 크게 하는
똑똑한 식이요법

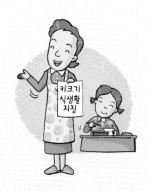

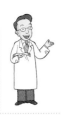

아이들의
성장과 식생활

우리가 어떤 음식물을 섭취하느냐는 성장에 많은 영향을 미친다. 성장기에는 키가 크는 데 필요한 모든 영양소가 골고루 공급되어야 한다.

편식하는 아이는 키도 잘 자라지 않고 면역력도 약해져 허약 체질이 되기 쉽다.

특히 올바른 영양섭취는 성장호르몬의 분비를 촉진하는 데 직접적인 영향을 미친다.

따라서 키가 쑥쑥 크게 하기 위해서는 성장기에 올바른 영양섭취를 해야 한다. 여기서 말하는 올바른 영양섭취란 단백질, 탄수화물, 지방, 비타민, 무기질 등 5가지 영양소를 골고루 섭취하는 것을 말한다.

그 중에서도 우리 몸의 구성 요소가 되는 단백질과 칼슘, 인,

비타민 등의 무기질 함유 음식은 매일매일의 필요량을 골고루 섭취하여야 성장에 도움이 된다.

☞ 체크 포인트

성장 단계별 권장 식습관

생후 1년이 지나서부터 사춘기 이전까지는 생후 1년 이전의 영아기에 비해 성장률이 떨어지고 불규칙하다. 즉 어떤 기간에는 성장이 정체되었다가 또 어떤 기간에는 급성장한다. 계속해서 자라는 것이 아니라 몇 달 동안은 성장이 주춤하기도 하고 때로는 질병으로 인해 체중이 오히려 감소하는 경우도 있다.

개인차가 있어 어릴 때에는 극히 작은 체구였던 아이가 사춘기 전후로 급성장하여 결과적으로 어릴 때 컸던 아이보다 월등히 많이 자랐다는 예를 흔히 볼 수 있다.

일반적으로 아이들의 키는 만 1세에서 7~8세까지 매년 7~8cm씩 자라며, 그후에는 1년에 5cm 가량씩 자라다가 초등학교 고학년이 되면 갑자기 10cm 가량씩 증가하기도 한다.

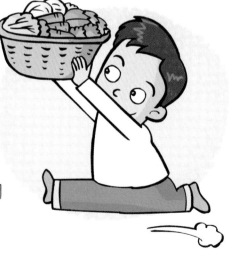

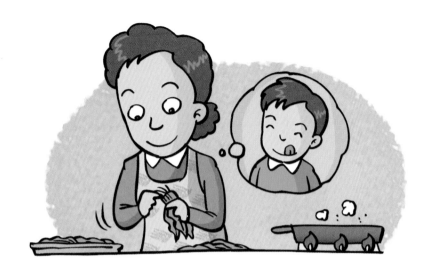

성장이 종결되는 평균연령은 여자가 17세, 남자가 18~19세이다.
이렇게 아이들마다 성장속도나 활동양상에 차이가 있으므로
영양소 요구량과 식품 섭취량에도 많은 차이가 있다.
특히 유아기의 비만은 성인기의 비만에까지 영향을 미치므
로 주의해야 한다.

어린이의 식사는 단순히 영양을 섭취한다는 것뿐만이 아니라 부모와
어린이 간의 전체적인 상호 관계가 형성되는데, 좋은 관계 안에서의
식사는 어린이의 발달을 도와주고 자라면서 자신과 세상에 대한 긍
정적인 태도를 갖게 한다.

부모가 너무 지나치게 먹는 데 관심을 두면 아이는 충분히 먹

지 못하게 되며, 지나친 음식의 강요는 적게 먹는 원인이 되기도 한다. 반면 식사에 관심을 두지 않으면 비만아가 될 수도 있다.

그럼, 각 연령에 따른 식생활 요령을 소개하면 다음과 같다.

❶걸음마 시기(1~3세) : 편식 습관 차단하세요!

성장률은 생후 1년 이전의 영아기보다 떨어지고 지방이 빠지고 다리가 길어지며 일어서서 걸음마를 시작한다.

이때에는 영아기만큼 빨리 자라지 않으므로 무작정 많이 먹는 것보다 아이의 활동수준을 잘 지켜보아 그 날의 활동량에 뒤떨어지지 않게 해주는 것이 필요하다.

영아기의 습관이 지속되어 우유만 먹고 고형음식을 먹지 않을 경우에는 철분이 부족되어 '우유빈혈'이 될 수 있다.

반대로 우유를 싫어하면 우유를 넣어 만든 크림스프, 감자으깸, 또는 치즈 등을 주어 하루에 3컵의 우유와 같은 정도로 먹을 수 있도록 한다.

특별히 이 시기에는 다양한 음식을 소개하여 편식을 못하도록 해야 한다. 1~3세 아동의 발육 표준치와 영양 권장량은 어떤 특정식품이나 특이한 식사방법을 기준으로 하는 것이 아니다. 일상식사를 통하여 장기간 섭취할 때 얻을 수 있는 영양소의 최적 수준을 권장하는 것으로 우리나라 아동들의 영양섭취실태에 근거하여 식사로 섭취할 수 있는 양을 권장량으로 설정한 것이다.

또한 각 연령별로 건강한 아동의 표준(평균키, 평균체중)을 정하여 그에 알맞은 영양소 필요량을 산정하여 권장량을 설정한다.

그러나 아동마다 발육 속도가 달라서 모든 아동이 똑같이 먹어야 하는 것은 아니므로 단지 참고치로 본다.

〈 1~3세 아동의 발육 표준치와 영양 권장량 〉

체중(kg)	신장(cm)	열량(kcal)	단백질(g)	칼슘(mg)	철분(mg)	비타민 A(μgRE)
14	92	1200	25	500	8	350

(한국인 1일 영양 권장량, 제 7차 개정, 2000)

❷학령전기(4~6세) : 아삭아삭 생채소를 많이 주세요!

신체 성장이 꾸준히 계속되고 도덕관념이 발달하며 모방과 성역할을 구분하고 활동이 증가되는 시기이다.

이 시기의 식사시간은 사회적 관점에서 중요한데 사회화와 성역할 구분의 중요한 시간이 된다.

이때의 식품선택과 섭취량은 음식의 종류와 양뿐만 아니라 식사 분위기, 형제, 자매, 친구, 부모, 그리고 아이의 생활에 영향을 줄 수 있는 다른 어른의 태도에 따라 결정된다.

또 아이에게 식사준비를 할 때 돕도록 함으로써 식사에 대한 올바른 태도를 형성하게 하고 영양인식을 높이는 것도 좋은 방법이다.

이 시기의 아이들은 채소를 싫어하는 경우가 많은데 채소는 성장에 필요한 비타민과 무기질을 많이 함유한 식품으로 아주 중요하다.

아이들은 아삭아삭한 생채소를 좋아하므로 질긴 줄기는 미리 제거해주고 우유는 작은 컵에 따라 손에 잡고 먹을 수 있도록 해주며, 고기는 부드럽게 하여 씹거나 베어 물기 좋게 갈아서 완자 모양으로 만들어주는 것이 좋다.

미지근한 상태의 음식을 좋아하며 마르거나 색이 변한 것은 싫어하므로 조금씩 담아 주도록 한다.

이 기간은 말을 배우는 시기이므로 식품의 색, 질감, 형태 등을 쉽게 구분할 수 있는 음식을 만들어 주면 좋다.

〈 4~6세 아동의 발육 표준치와 영양 권장량 〉

체중(kg)	신장(cm)	열량(kcal)	단백질(g)	칼슘(mg)	철분(mg)	비타민 A(μgRE)
19	111	1600	30	600	9	400

(한국인 1일 영양 권장량, 제 7차 개정, 2000)

❸ 학령기(7~12세) : 아침식사는 꼭 하도록 하세요!

성장률이 조금씩 꾸준히 증가하면서 식품 섭취량도 이와 병행하여 증가한다. 단체 활동이나 스포츠, 오락게임에 대한 관심과 참여가 높아져 식사시간을 지키기 어려운 경우가 있다.

또한 또래 집단이나 선생님 같은 주변 어른의 영향을 크게 받는다.

건강한 영양상태와 학습은 매우 중요한 관계를 가지고 있으며 특히 아침식사는 매우 중요하다.

9~11세를 대상으로 한 연구에서 아침식사를 한 집단이 아침식사를 하지 않은 집단보다 문제 해결 능력이 우수하며, 단기간의 기억 능력도 우수했음을 보고하고 있다.

이 시기의 아이는 TV, 학교수업 등 식습관에 영향을 받을 수 있는 여러 환경에 노출되어 있으므로 학교와 가정에서 세심한 관심과 지도로 활동에 따른 적절한 영양을 섭취할 수 있도록 하며, 긍정적인 식습관을 형성할 수 있도록 지도해야 한다.

〈 7~9세 아동의 발육 표준치와 영양 권장량 〉

체중(kg)	신장(cm)	열량(kcal)	단백질(g)	칼슘(mg)	철분(mg)	비타민 A(µgRE)
27	127	1800	40	700	10	500

(한국인 1일 영양 권장량, 제 7차 개정, 2000)

〈 10~12세 아동의 발육 표준치와 영양 권장량 〉

구분	체중(kg)	신장(cm)	열량(kcal)	단백질(g)	칼슘(mg)	철분(mg)	비타민 A(μgRE)
남	27	127	1800	40	700	10	500
여	27	127	1800	40	700	10	500

(한국인 1일 영양 권장량, 제 7차 개정, 2000)

❹청소년기의 성장과 식생활 : 패스트푸드 · 인스턴트 식품 멀리하세요!

우리나라의 중, 고교생들은 많은 수가 입시전쟁을 치러야 하는 입장에 있다. 그러나 입시준비 기간이라는 어려운 기간을 잘 이겨내어 각자가 지닌 목표를 달성하려면 꾸준한 노력과 총명한 두뇌가 중요하지만 마지막 승부수는 체력이라는 경험담이 많다.

좋은 체력은 하루 이틀 사이에 만들어지지 않으며 이를 위해서는 공부, 식사, 수면, 운동의 개인별 특성에 맞는 규칙적인 생활관리와 알맞은 영양공급이 필수적이다.

또 이 시기는 신체적으로도 급격한 성장과 성숙이 이루어지는 중요한 시기로 좋은 영양상태를 유지하는 것은 수험을 위한 체력의 기반을 다지는 것뿐만 아니라 건강하고 활기찬 장래를 위한 준비가 된다는 점을 간과해서는 안 된다.

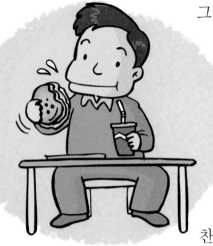

그러나 학생들은 많은 학습량, 시험으로 인한 스트레스, 밤새우기 등 불규칙한 생활을 하기도 하고 식생활에 있어서도 아침을 거르고 도시락의 제한된 반찬으로 인한 제한된 영양소 섭취, 밤의 간식, 미용을 위하여 무리하게 식사를 거르거나 절식을 하여 건강을 해치기도 한다.

또한 집 밖에서 보내는 시간이 많아 식사 또한 밖에서 많이 먹게 되고 주로 패스트푸드, 편의식품점, 자동판매기를 즐겨 이용한다.

가족의 식사습관과 부모와의 관계는 식습관, 식품기호, 식품태도 등의 식행동을 결정하는 가장 큰 요인이 된다.

예를 들면 권위적인 부모를 둔 청소년들에게서 심한 폭식, 강한 식품혐오, 기이한 식사경향 등이 따르게 되며, 부모에 대한 반항심과 정서적 거리감이 크면 클수록 친구의 영향을 많이 받으며 식품의 선택에도 영향을 미치게 된다.

〈 청소년기 발육 표준치와 영양 권장량 〉

구분	체중 (kg)	신장 (cm)	열량 (kcal)	단백질 (g)	칼슘 (mg)	철분 (mg)	비타민 A (μgRE)
13세 남	54	162	2500	70	900	16	700
15세 여	51	158	2100	65	800	16	700
16세 남	64	172	2700	75	900	16	700
19세 여	54	160	2100	60	800	16	700

(한국인 1일 영양 권장량, 제 7차 개정, 2000)

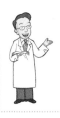

키가 크는 데 꼭 필요한
4대 영양소

키가 크게 하려면 당연히 영양의 완전한 조화가 필요하지만, 그 중에서도 특히 중요한 것이 칼슘, 단백질, 비타민, 식물성 섬유 등 4가지 영양소들이다.

이 영양소들이 몸의 발육과 성장에 절대적으로 필요하다는 것은 최신의학 정보에 비추어 보아도 입증되었고, 통계적으로도 증명되고 있다.

1960년대, 1970년대, 1980년대, 1990년대, 그리고 2000년대를 비교해 보면 영양의 섭취가 신장 증진에 커다란 영향을 미친다는 사실을 한눈에 알아볼 수 있다. 이들 4대 영양소를 소개하면 다음과 같다.

현대인들에게 부족되기 쉬운 칼슘

칼슘은 우리 몸에 어떤 영향을 주는 것일까?

칼슘과 같은 영양소를 미네랄(무기질)이라고 하는데, 최근 이 미네랄의 미묘한 작용이 점점 중요시되어 가고 있다.

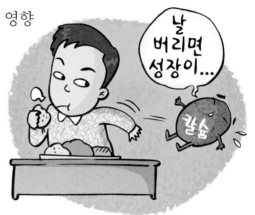

미네랄은 인체의 구성원 중 하나로, 이중 칼슘(Ca)이 1.5~2.2%로 가장 많고, 그 다음이 인(P), 칼륨(K)과 납(Pb), 나트륨(Nacl) 등의 순이다.

아이들의 키가 크는 데 관여하는 등뼈와 대퇴골은 그 주성분이 칼슘, 인, 마그네슘(Mg) 등인데, 이들은 미량이지만 인체를 형성하는 데 없어서는 안 될 중요한 원소들이다.

그리고 부드러운 조직의 근육이나 피부, 장기, 혈액의 고형 성분에도 칼슘과 철(Fe), 인, 칼륨, 나트륨 등이 포함되어 있다.

골, 근육, 장기, 혈액 등은 모두 키가 크게 하는 중요한 성분들이다. 특히 미네랄은 발육에 필요한 중요한 조직을 형성하고, 혈액이 산성에 치우치는 것을 막는 역할을 한다. 또한 정신의 안정을 꾀하며, 인체 기능을 원활하게 조정한다.

다시 말해 발육이 왕성한 청소년기에는 미네랄의 필요량이 더욱 커지기 때문에 이것이 결핍되면 성장이 늦어지고 장내 세포의 이상과 부갑상선 비대, 과민증이라는 증상이 나타난다. 때문에 튼튼한 성장을 바란다면 매일 적당량의 미네랄을 섭취하는 것이 무엇보다도 중요하다.

그러나 비록 식탁이 풍성해진 오늘날에도 미네랄 중 칼슘은 아직도 부족한 상태이다.

> 키의 성장과 몸의 발육을 바란다면 무엇보다도 몸의 토대를 만들어 주는 칼슘을 필두로 하는 미네랄을 충분히 섭취하지 않으면 안된다.

칼슘이 부족하면 발육이 늦어진다는 사실은 실험용 흰쥐의 실험에서도 증명되었다.

흰쥐의 a, b, c군에는 칼슘이 부족한 식품과 수돗물과 자연수를 주고, d군에는 칼슘을 충분히 포함한 식품과 수돗물을 먹였다.

실험 결과, 칼슘 결핍식을 먹은 쥐들의 발육은 단연 늦었다. 그런데 한 가지 주목할 만한 것은 사육 4주째가 되는 28일째의 성장 변화였다.

그것은 실험 기간 동안 발육이 늦었던 a, b, c군의 흰쥐에게 다시 칼슘이 충분히 포함된 사료를 먹이자 순식간에 발육이 순조로워진 것이다.

이 실험에서 판명된 것은 칼슘은 신장을 비롯한 발육 전반을 활성화한다는 것이다. 또한 칼슘은 수돗물에 포함된 염소와 같은 유해성 물질에 대해서도 강한 저항력을 갖고 있다는 점이다.

칼슘을 충분히 먹이면 수돗물에 포함되어 있는 염소의 유해성에 대한 저항력이 생겨 그 독(염소독)을 거의 극복했던 것이다.

최종일에 흰쥐의 체중이 일순 줄어든 것은 사육실의 수리로 인한 굉음이 스트레스를 주었기 때문이었다. 그래서 우리는 이 실험을 통해 흰쥐와 같은 하등동물도 심신의 스트레스를 받으면 그 스트레스가 발육에 악영양을 끼친다는 사실도 알 수 있게 되었다.

성장호르몬의 분비를 촉진하는 단백질

체내에 섭취되면 피나 살이 되는 단백질이 성장에 있어서도 빼놓을 수 없는 주요 영양소임은 말할 필요가 없다.

키가 커지기 위해서는 뼈뿐

만이 아니라 근육도 계속해서 발달하지 않으면 안 된다. 또한 키가 크는 데 결정적인 역할을 하는 성장호르몬도 근원을 밝히면 단백질계에 속한다.

소화, 흡수되기 쉬운 양질의 단백질을 충분히 섭취함으로써 성장 호르몬의 분비는 더욱 촉진되며, 최근의 의학 정보에 의하면 칼슘이 흡수될 때에도 양질의 단백질이 필요하다는 연구 결과가 보고되고 있다.

또한 단백질이 결핍되면 발육이 늦어질 뿐만 아니라 부종이나 빈혈의 증상도 나타나므로 단백질 섭취에 소홀해서는 안 되는 것이다.

단백질 합성의 보조 효소 비타민

발육에 필요한 비타민은 많다. B₂ 등은 결핍되면 성장이 현저하게 늦어지기 때문에 B₂를 가리켜 '성장 촉진 비타민'이라고도 한다.

성장에 필요한 비타민 중 비타민 D는 뼈의 발육에 가장 필요한 것이다. 비타민 D가 극도로 부족하면 뼈가 약해져 척

부족해서…
비타민

추 등이 심하게 굽는 구루병에 걸리게 된다. 비타민 D는 대장 아래쪽에서 칼슘과 인의 흡수를 촉진하고, 이것이 골질부로 운반되면 그곳에 축적하는 역할을 맡고 있다. 비타민 D는 칼슘이 체내에 머물면서 뼈를 성장시키는 일을 도와주는 것이다.

또한 비타민 D는 비타민 A, B, C와 단백질이 체내에 다시 합성될 때 보조 효소로서 활동하면서 단백질의 합성을 촉진시켜 준다.

장의 기능을 좋게 하는 식물성 섬유

영양학에서는 단백질, 지방, 탄수화물, 미네랄, 비타민을 필수 5대 영양소라고 하고, 여기에 물과 식물성 섬유를 더하여 7대 영양소라고 부른다.

식물성 섬유는 그저 소화를 돕는 효소일 뿐이라고 생각하기 쉽다. 그러나 섬유질은 장을 조정하고 성장 작용을 돕는다. 다시 말하면 숙변을 제거하고, 변속의 유해 물질을 신속히 배설하며, 여분의 지방이나 콜레스테롤 등을 흡수시키는 한편, 장의 기능을 좋게 하여 유효한 영양소를 적소에 소화, 흡수시킨다.

따라서 식물성 섬유는 장내의 유해 물질을 청소하고 영양을 잘 흡수시키는 정장整腸, 성장成長을 약속하는 영양소라고 할 수 있다.

〈 아이들의 성장에 꼭 필요한 식품군 〉

※성장에 관한 최근 연구 결과에 따르면 영양은 키 성장의 30%가 넘는 영향을 주는 것으로 노력 여하에 따라 가장 큰 변수를 나타낼 수 있다.

다섯 가지 기초식품군의 고른 섭취를 기초로 하되 뼈를 단단하고 굵게 해주는

식품군	식품	식품명	체내작용	구분
단백질	고기류 및 생선류	쇠고기, 돼지고기, 닭고기, 소시지, 고등어, 정어리, 청어, 참치, 꽁치, 조개, 굴, 동태	몸을 구성하는 근육이나 혈액, 뼈 등의 근원이 된다.	구성식품
	난류	달걀, 메추리알		
	콩류	콩, 된장, 두부, 두유, 비지, 청국장		
칼슘	우유 및 유제품	우유, 분유, 아이스크림, 치즈, 요구르트		
	뼈까지 먹는 생선	멸치, 생선, 미꾸라지, 양미리, 빙어, 장어, 뱅어포, 붕어, 젓갈, 잔생선류		
무기질 및 비타민	녹황색 채소 및 해조류	시금치, 쑥갓, 당근, 상추, 피망, 미나리, 깻잎, 무잎, 파슬리, 냉이, 부추, 근대, 미역, 다시마, 김, 파래	몸의 생리기능을 조절한다.	조절식품

이러한 식물성 섬유가 풍부히 들어 있는 식품은 현미, 흑빵, 콩류, 다시마, 김, 구약나물, 미역, 밀감, 파인애플, 바나나, 무, 우엉, 당근, 시금치 등이다.

칼슘과 그 뼈를 지탱해주고 성장호르몬의 원료가 되는 탄수화물과 단백질 섭취에 비중을 둔다.

아이들의 성장에 꼭 필요한 영양소와 식품군을 도표로 나타내면 다음과 같다.

식품군	식품	식품명	체내작용	구분
무기질 및 비타민	담색채소 및 버섯류	무, 오이, 양배추, 배추, 콩나물, 호박, 연근, 파, 양파, 우엉, 버섯, 가지, 열무	몸의 생리기능을 조절한다.	조절식품
	과일류	사과, 배, 수박, 딸기, 감, 멜론, 복숭아, 살구, 귤, 자두, 앵두, 오렌지, 바나나, 토마토		
당질식품	곡류	쌀, 보리, 옥수수, 밀가루, 빵, 국수, 흑설탕, 과자, 조, 수수, 벌꿀	몸을 움직이는 활동에 너지원이 된다.	에너지식품
	전분류	감자, 고구마, 토란, 칡		
지방식품	유지류	참기름, 들기름, 콩기름, 마가린, 홍화씨기름, 옥수수기름, 버터, 마요네즈, 호두, 잣, 땅콩, 아몬드		

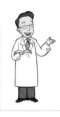

키가 쑥쑥 크게 하는
5대 영양식품

앞에서 설명한 것과 같이 칼슘, 단백질, 비타민, 식물성 섬유를 매일 섭취함으로써 키의 성장은 촉진된다. 신장을 늘리는 데 매우 중요한 식품으로 널리 거론되고 있는 것은 일본 교토대학에서 체육생리학 교수로 재직한 가와바다 아이요시가 주창한 5대 영양식품이 최고의 영양식품으로 꼽히고 있다.

이를 일러 가와바다식 5대 영양소라고 하는데 여기에는 우유, 등푸른 생선류, 시금치, 당근, 밀감 등이다.

이중 우유는 각종 미네랄과 양질의 단백질이 풍부한 완전식품이다. 정어리 등의 등푸른 생선류는 도미보다 3배나 많은 칼슘과 단백질을 포함하고 있다. 시금치는 비타민 A, B_1, B_2, C와 식물성 섬유가 풍부한 '녹綠의 정精'이며, 당근은 비타민 A와 식물성 섬유가 풍부한 '적赤의 정精'이다. 그리고 밀감은 비타민의 보고이면서 칼슘과 식물성 섬유가 풍부한 과일이다.

아무튼 얼핏 보기에 좋고 편리함만을 추구하는 인스턴트 식품의 유혹에 빠지지 말아야 한다. 그것이 키를 크게 하는 최고의 비결이다.

그럼 지금까지도 키가 쑥쑥 자라게 하는 데 최고의 식품으로 꼽히는 가와바다식 5대 영양식품의 효능에 대해 알아보자.

칼슘의 왕 우유

미국의 일부 초등학교에서는 점심시간이 되면 교사는 우유를 마시지 않으려는 학생들에게 이런 조치를 취하고 있다. 즉 동물로 실험한 결과를 학생들에게 보여주는 일이다. 교사는 성장기에 있는 쥐를 두 무리로 나누어서 한쪽에는 먹이를 줄 때 우유를 조금 섞어서 주고 다른 한쪽은 우유를 첨가시키지 않는 것이다.

이 두 무리를 가지고 실험해본 결과 실험용 쥐들의 신장에 현저한 차이가 나타났다. 발육이 양호한 것은 바로 우유를 마신 쥐들이었다.

사람도 마찬가지로 우유를 마시지 않으면 키가 자라는 데에 장애가 된다. 우유에 함유돼 있는 영양 가치는 상당히 높다. 특히 우유에 함유돼 있는 영양분의 특징 중 한 가지는 바로 칼슘이 풍부하게 함유돼 있다는 점이다.

칼슘의 작용은 우리 인체에 중요한 역할을 한다. 예를 들면 칼슘은 혈액의 산성화를 방지하는 병원체에 대해 저항력이 있으며 신경계통에 대해서는 진정효과가 있다.

特히 칼슘은 골격을 형성시키는 데 있어 중요한 성분이다.
골격의 무기성분에는 사실 97% 정도의 칼슘염이 들어있다.
그러므로 다리가 길어지는 것은 칼슘작용으로 이루어지게 된다.

식품 속의 칼슘은 소화흡수를 촉진시키는 데 우유 속의 칼슘이 바로 가장 흡수가 잘 되는 식품이다.

우유 속에 함유돼 있는 칼슘과 인의 비율은 사람이 칼슘 성분을 흡수하는 데 있어서 가장 이상적이기 때문이다.

그러므로 우유를 충분히 마시면 키가 커지게 하는 데 유익한 작용을 하게 된다.

우유 속에는 또한 대량의 광물질이 함유돼 있다. 이들 광물질은 소화흡수를 촉진한다. 또한 아미노산의 균형을 이루게 하므로 우유야말로 최고의 식품이라고 할 수 있다.

그러나 이러한 우유에도 결점은 있다. 그것은 바로 비타민 B, C, A의 함량이 비교적 적다는 점이다. 그러므로 이들 성분을 증가시킨다면 가장 이상적인 식품이 되는 셈이다.

비타민 A를 다량으로 함유하고 있는 식품은 바로 당근과 시금치이다. 이들 식품에는 비타민 A가 풍부하게 함유돼 있으므로 우유와 함께 섭취한다면 이상적인 영양섭취를 가능하게 한다.

그렇다면 성장 발육을 돕고 키를 자라게 하기 위해 하루에 필요한 우유의 양은 어느 정도가 적당할까?

그동안의 연구 결과 밝혀진 바에 의하면 하루에 섭취해야 할 우유의 섭취량은 400cc 정도 마시는 것이 좋은 것으로 알려져 있다.

특히 우유의 효능 가운데 결코 간과할 수 없는 것 중 하나로 우유가 성장호르몬의 분비를 촉진한다는 점이다.

이 세상에는 거인증에 걸린 사람이 있는가 하면 왜소증으로 난쟁이가 된 사람도 있다. 이러한 증상을 빚어내는 주요 원인은 뇌하수체 전엽에서 분비되는 성장호르몬의 분비 이상으로 인해 빚어진다.

예를 들어 어린 시절 성장호르몬이 과다하게 분비되면 거인 증이 빚어지고 그와 반대로 성장호르몬의 분비가 너무 적으면 난쟁이가 되는 것이다.

따라서 키가 제대로 성장하고 자라도록 하기 위해서는 성장 호르몬의 분비가 정상적으로 이루어질 수 있도록 해야 한다.

성장호르몬은 주로 단백질 계열인데 특히 많은 양의 아미노 산과 고단백질로 구성돼 있다. 그러므로 우리는 평소 흡수가 잘 되는 단백질을 충분히 섭취해 주어야 하는 데 우유의 효과 가 가장 뛰어나다는 평가를 받고 있다.

이외에도 멸치나 계란유, 돼지간 종류 등도 역시 호르몬을 만들어 내므로 평소 꾸준히 섭취하면 역시 키를 크게 하는데 도움이 된다.

가장 좋은 단백질이 함유 정어리

정어리와 멸치는 키가 자라게 하는 데 중요한 영향을 미친 다. 그동안의 연구 결과에 의하면 정어리와 멸치에는 단백질이 풍부하게 함유돼 있고 칼슘 또한 풍부하게 함유돼 있으며 기 타의 영양분도 골고루 함유돼 있는 것으로 밝혀졌다.

정어리와 멸치에 함유돼 있는 단백질은 인체에 반드시 필요한 아미노산 종류이다. 또한 정어리와 멸치에 함유돼 있는 단백질의 가치도 상당히 높은데 이 또한 키를 크게 하고 근육을 발달시키는 중요한 물질이 된다.

정어리와 멸치는 골격을 만들어내는 주요 성분인 칼슘을 풍부하게 함유하고 있는 것 이외에도 풍부한 지방질과 골격을 만들어내는 제 2의 성분인 인도 풍부하게 함유하고 있다. 그래서 정어리와 멸치의 영양가는 상당히 높고 특히 정어리와 멸치는 내장뿐만이 아니라 머리까지 먹을 수가 있어 그 영양가치를 배가시킨다.

따라서 양질의 단백질을 섭취하기 위하여 생선살을 많이 먹는 것도 중요하지만 특히 정어리와 멸치를 즐겨 먹는 것은 성장 발육에 좋은 효능을 가져다 줄 것이다.

특히 성장 발육에 있어서는 동물성 단백질이 식물성 단백질보다 다소 우월하다. 세계보건기구(WHO)에서는 발육 기간에 섭취되는 단백질 가운데 적어도 전체 단백질의 1/3은 동물성 단백질에서 공급된다고 했다.

그런데 여기에는 한 가지 문제가 있다. 그것은 바로 단백질에 의해 아미노산이 만들어질 때 효소의 작용은 필수적이라는 것이다. 그리고 많은 경우에서 효소는 반드시 있어야 되는 물질이다. 효소는 단순하게 음식물을 분해하고 합성시키는 작용만 하는 것이 아니라 에너지를 발생시킬 때에도 다양한 효소가 필요하다.

이러한 효소가 그 작용을 일으킬 때에는 비타민 A, B_1, C, D 등이 필요한데 이들 성분들은 대부분 식물성 식품에 함유돼 있다.

특히 비타민 B_1은 식물성 식품에 가장 많이 함유돼 있다. 그러므로 아무리 동물성 단백질을 섭취하면 키가 크는 데 효과가 있다고 해도 반드시 식물성 식품도 함께 섭취해야 최고의 효과를 거둘 수가 있다.

일반적으로 육류는 산성식품에 속하고 식물성인 채소와 과일 등은 알칼리성 식품에 속한다. 물론 우리의 인체는 산성과 알칼리성의 두 가지 식품 모두를 필요로 하고 있다.

그러므로 결론적으로 말해 동물성 단백질을 섭취하면서 이와 동시에 채소, 과일을 반드시 섭취해야 한다는 것이다. 그래야만이 신체의 발육과 키가 자라는 데 유익한 작용을 하게 되기 때문이다.

비타민의 왕 시금치

앞에서도 언급했지만 우유는 100%에 가까운 영양식품이다. 그러나 우유에는 비타민 A와 C가 결핍돼 있다.

이 같은 부족을 채우기 위해서는 비타민이 가장 풍부한 식품을 먹어야 되는데 그것이 바로 시금치이다.

만화 주인공인 뽀빠이만 보더라도 뽀빠이가 시금치를 먹고 나면 굉장한 힘을 발휘하는 장면을 볼 수 있는데 이것은 바로 시금치의 뛰어난 영양을 나타내는 것이다.

예를 들어 시금치 100g에는 비타민 A가 2,600IU가 함유돼 있고 비타민 C도 100mg이나 들어있다.

채소 중에서 시금치처럼 풍부한 비타민 A, C가 들어있는 채소는 찾아볼 수가 없을 정도이다. 시금치에는 또한 비타민 B₁, B₂도 풍부하게 함유돼 있다. 이들 비타민은 골격을 만드는 데 일조를 담당할 뿐만 아니라 내장기관의 성장을 돕는

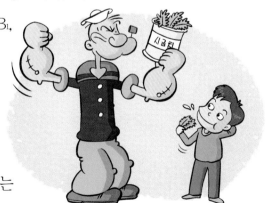

역할을 하기도 한다. 특히 열에너지원의 촉매제 효능도 가지고
있다.

> 따라서 시금치야말로 키를 크게 하는 데 있어 가장 효과적인 식품이
> 라고 할 수 있다.

그러나 과거의 일부 학자들은 시금치를 많이 먹으면 방광과
신장, 담낭에 결석이 생기는 후유증이 발생한다고 경고한 적이
있었다. 그 결과 한때 시금치를 멀리한 적도 있었다.

그러나 동물실험에서 밝혀진 바에 의하면 매일 시금치 1kg
을 먹어도 그와 같은 상황은 발생되지 않는다는 사실이 입증
되었다.

따라서 매일 시금치 100g씩을 먹는다고 해서 결석이 발생하
지는 않는다. 그래도 염려가 된다면 시금치를 여러 번 씻어서
결석이 유발할 가능성이 있는 초산을 엷어지게 한다면 그 위
험성은 최저한도로 내려가게 될 것이다.

이러한 시금치는 당근과 배합되면 키를 크게 하는 데 있어
가장 적절한 채소의 배합이 될 것이다. 상추나 피망 등도 비타
민이 대량으로 함유돼 있으므로 즐겨 먹으면 키가 크게 하는
데 분명 도움이 된다.

비타민의 보고 당근

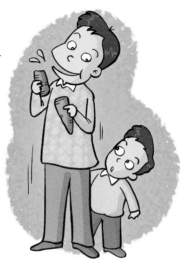

당근에는 비타민 A가 풍부하게 함유 돼 있다. 당근 100g에는 1,300단위의 비타민 A가 함유돼 있다. 비타민 B_1, B_2, B_{12}와 비타민 C도 풍부하게 함유 돼 있고 니코틴산도 대량으로 함유돼 있어 그야말로 당근은 비타민의 보고 라고 할 수 있다.

따라서 성장기에 있는 어린이의 발육과 신체 건강을 위해서 는 날마다 당근 100g 정도를 섭취하는 것이 좋다. 당근을 즐겨 먹으면 건강과 장수를 누리게 하고 왕성한 체력을 지니게 하 기 때문이다.

키가 크게 하는 데도 마찬가지이다. 큰 키를 갖고 싶다면 오 늘부터 당장 하루 당근 100g씩을 먹는 습관부터 갖는 것이 좋다.

키 크기 도와주는 최고의 과일 귤 2개

키를 자라게 하고 성장을 도와주는 데 있어 사과와 귤은 가 장 좋은 과일이다. 그 중에서도 귤이야말로 가장 으뜸이 되는 과일이다. 귤과 사과의 영양 가치를 비교해보면 곧 그 결론을

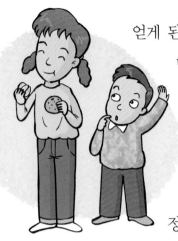

얻게 된다.

먼저 척추뼈의 주요 성분인 칼슘을 비교해보기로 하자.

100g의 칼슘 성분을 단위로 삼는다면 사과는 5mg이고 귤은 15mg으로 귤이 사과의 3배 정도 더 많이 함유돼 있다.

그 다음은 골격을 튼튼하게 발육시키는 작용을 하는 비타민 A의 함유량을 가지고 비교해보자. 사과의 경우 비타민 A의 함유량이 15단위라면 귤은 40단위로 약 3배 정도 더 많이 함유돼 있다.

에너지원이라 불리는 탄수화물과 비타민 B_1의 함유량에 있어서도 마찬가지다. 사과에는 0.02mg을 얻을 수 있지만 귤은 0.10mg 정도 돼 약 5배 정도의 차이가 난다.

모든 신체 조직의 영양 공급원인 혈액 모양의 비타민 C는 사과의 경우 5mg 정도 얻을 수 있지만 귤에는 40mg이나 함유돼 있어 사과의 8배 정도나 된다.

이런 사실로 미뤄볼 때 귤이야말로 모든 비타민의 보고라고 할 수 있다. 뿐만 아니라 칼슘도 풍부하게 함유돼 있기도 하다.

모든 식품은 각기 나름대로의 부족이 있다. 만일 그 부족을 보충하고 영양분을 높이며, 식품 영양을 균형있게 섭취함으로써 키가 쑥쑥 자라게 하려면 반드시 귤부터 먹어야 할 것이다. 그만큼 귤은 영양면에서 뛰어난 식품이라고 할 수 있다.

　복숭아나 자두를 귤과 비교해 보아도 역시 귤의 영양이 단연 앞선다. 이러한 귤을 복용할 때는 통조림 등 가공된 것은 피하는 것이 좋다. 비타민이 상실돼 있을 뿐만 아니라 인공 감미료 등 각종 첨가제가 들어있어 키가 자라게 하는 데 좋지 않은 영향을 미치기 때문이다.

　신선한 귤을 복용하는 것이 가장 좋은데 하루 70~90g 정도 되는 귤을 2개 정도 먹는 것이 좋다. 작은 것은 세 개씩 먹는 것이 이상적이다.

　신선한 귤에 함유돼 있는 영양가는 앞서 말한 것 이외에도 다양하게 들어있다. 예를 들어 귤에는 새콤한 맛이 있는데 의학자들의 연구에 따르면 새콤한 맛 그 자체에는 풍부한 알칼리성을 지니고 있어 혈액을 알칼리성으로 유지시키는 효능을 가지고 있는 것으로 밝혀졌다.

　일반적으로 혈액이 산성화의 경향을 띠게 되면 골격을 약하게 만들 뿐만 아니라 골격의 발육에도 장애를 초래한다. 따라서 혈액을 알칼리성으로 중화시키는 것은 키를 자라게 하는 데 있어서도 상당히 중요한 문제다. 그도 그럴 것이 혈액이 산성화 되면 인체에 여러 가지 영향을 미치기 때문이다.

인간의 발육 성장을 증진시키는 첫 번째 요건은 바로 혈액을 정상으로 유지하는 데 있다. 다시 말해서 혈액은 신체의 모든 기관에 필요한 영양인데, 그것은 반드시 신선한 산소에서 얻어야 한다. 즉 단백질(아미노산), 지방(지방산), 비타민, 광물질에서 얻게 되는 것이다.

혈액은 또한 신진대사와 노폐물의 배설에 있어 중요한 역할을 한다. 그러나 혈액은 반드시 음식에서 섭취하는 것 이외에도 일정한 성질을 유지해야 한다. 즉 혈액은 절대로 중성이 되어서는 안 된다는 의미이다. 이를 엄격하게 말하자면 혈액은 약알칼리성을 유지해야 한다는 말로 대신할 수 있다.

그런데 만약 혈액이 산성 경향을 띠게 되면 심각한 결과를 초래한다. 예를 들어 내장기관의 생화학 반응이 둔화되고 골격조직에도 침적작용이 일어나게 된다.

최근 우리나라의 음식 경향을 보면 과일류, 케이크, 스넥, 과자 등 당도가 높은 가공식품과 과즙류의 섭취가 날로 늘어나고 있다. 특히 술, 맥주 등 알콜 성분의 음료도 광범위하게 애용되고 있다.

그런데 가장 곤혹스러운 것은 이들 식품들이 모두 산성식품이라는 것이다. 여기에다 우리가 일상적으로 먹고 있는 쌀이나 밀가루 등도 역시 산성식품이다.

결과적으로 우리가 매일 먹고 있는 식품은 거의 대부분이 산성식품인 셈이다.

이러한 산성식품의 과다 섭취는 실제로 여러 가지 폐해를 낳고 있다. 오늘날 사람들이 대부분 신경질적이고 참을성이 없으며 과민성 체질로 변하고 있는 것도 산성식품의 과다 섭취와 결코 무관하지 않다.

물론 우리 인체는 산성식품을 소화 흡수하고 분해하여 해가 없는 물질로 만들 수가 있다. 또한 산성식품은 호흡을 도와주고 노폐물을 몸 밖으로 배출시키는 기능도 있다.

그러나 이러한 기능은 산성식품의 섭취가 과도하지 않을 때 가능하다.

그러므로 식품을 섭취할 때는 반드시 산성과 알칼리성이 조화를 이루도록 해야 한다. 그렇게 될 때 신체와 생리에 문제가 발생하지 않는다.

특히 산성과 알칼리성이 조화를 이룬 식품은 신체의 발육 성장에도 가장 좋은 조건을 가져다 준다.

따라서 건강하면서도 키를 크게 자라도록 하려면 의식적으로 알칼리성 식품을 많이 섭취해 주는 것이 좋다. 가장 대표적

인 알칼리성 식품이 바로 시금치, 당근, 귤 등이다. 이중에서
귤의 효과가 가장 뛰어나다.

우리들도 키 크는 데 도움줘요!

▶치즈 : 쇠고기, 돼지고기에 비해 단백질과 칼슘이 월등하며, 비타민 A, B,
B₂, 미네랄 등이 풍부한 동물성 식품이다. 따라서 발육에 절대적으로 필요
한 단백질이 풍부하여 성장에 직접적으로 도움이 되는 식품이다.

▶두부 : 두부는 필수 아미노산이 풍부한 단백질로 구성되어 있고, 비타민 B군,
비타민 E와 칼슘, 무기질 등이 다량 함유되어 있는 식품으로 콩으로 먹는 것보
다 영양소의 소화 흡수가 뛰어난 식품이다.

▶타조알 : 타조알 1개의 무게는 약 1.763kg(계란 30개의 무게)이다. 또한
타조알에는 맛과 영양이 뛰어난 필수 아미노산이 가득 들어있어 성장기 어
린이와 청소년들에게 최상의 식품이다.

▶표고버섯 : 버섯류 중에서 가장 많은 비타민 C를 함유하고 있으며, 특히 햇
볕에 말린 표고버섯에는 비타민 D가 풍부하게 함유되어 있어 칼슘의 흡수
를 돕고 골격과 치아를 튼튼하게 하는데 효과적인 식품이다.

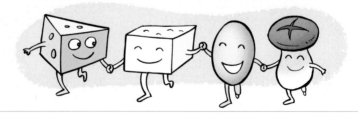

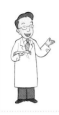

키가 크는 데
해로운 식품

키가 합리적으로 크게 하기 위해서는 영양식품을 제대로 섭취하여 전신에 충분한 영양을 공급해주는 것이 가장 중요한 사항이다.

그런데 문제는 현대인들, 특히 청소년들은 날마다 키가 자라게 하는 데 해를 미치는 식품을 너무도 많이 먹고 있다는 점이다.

각종 인스턴트 식품이나 가공식품을 선호하는 취향 때문이다. 이들 식품에는 대부분 비타민이나 단백질, 칼슘이 결핍돼 있어 키를 크게 하는데 해로운 영향을 미친다.

일례로 주식으로 삼고 있는 쌀과 밀가루를 비교해보자. 영양가를 분석해보면 밀가루에는 칼로리, 단백질, 칼슘, 비타민 B_1의 함유량이 쌀보다 풍부한 것으로 나타났다.

그러나 쌀에는 인체가 필요로 하는 아미노산이 밀가루보다 더 많이 함유돼 있다는 것이다. 어린이의 성장 발육에 없어서는 안 되는 아미노산의 함유량을 비교해보면 쌀에는 약 0.24g이 들어있는 반면 밀가루에는 0.13g 정도만 들어있을 뿐이다. 이로써 쌀이 인체에 유익하다는 것을 알 수 있다.

그러나 밀가루와 쌀은 모두 유익함과 결점을 동시에 가지고 있어 이 두 가지를 골고루 섭취하면 영양의 균형을 이룰 수가 있다. 따라서 하루 세 끼 가운데 한 끼는 밀가루 음식을 먹는 것도 좋다.

그럼 우리가 일상생활 속에서 늘 섭취하는 식품 가운데 키 크기에 해로움을 미치는 식품으로는 어떤 것이 있을까?

키크기의 적❶ 과다한 당분 섭취

백설탕은 사탕수수로 만들어진 것이고 사탕수수의 당분은 대장에 흡수가 잘 된다. 그래서 만일 백설탕을 과다하게 섭취하면 당분이 혈액 속에서 범람하게 된다.

이렇게 되면 흡수된 당분에 대한 분해와 연소작용이 부족하게 된다. 그 결과 당질의 대사과정에서 과다한 유산초성 포도당과 초산 등 유지질산을 형성하게 된다. 이들 산성 중독은 바로 산성 혈액증을 일으키는 원인이 된다.

이 같은 상태를 달리 표현하면 이른바 아궁이에 적당량의

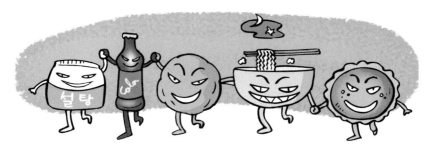

장작을 넣고 불을 붙이면 산소공급이 원활하게 되면서 유해물질이 발생하지 않는다. 그러나 아궁이 속에 한꺼번에 장작을 많이 집어넣어 산소유통이 제대로 이루어지지 못하게 하면 불완전한 연소로 인해 독성을 지닌 일산화탄소 등의 유해물질이 다량으로 생겨나게 된다.

백설탕을 과다하게 섭취하는 것도 이와 같은 이치다. 이는 곧 불완전한 연소에 해당되는 것이다.

이와 같은 폐해는 흑설탕이 백설탕보다 한결 덜하다. 거친 흑설탕에는 각종 알칼리성 물질이 다양하게 함유돼 있어 당분이 몸 속에서 연소될 때의 비타민에 유익하다. 그러므로 산성을 중화시키고 산성 혈액 중독을 해소시키므로 평소 흑설탕을 먹는 것이 좋다.

그러나 흑설탕은 열량이 매우 높기 때문에 먹은 뒤에는 포만감이 있다. 그러므로 과다하게 섭취하지 않아야 한다. 이것은 상당히 중요한 문제다. 마치 아궁이 속에서 나무가 불에 타는 것처럼 산혈중독을 일으킬 가능성이 있기 때문이다.

이는 또한 칼슘의 골격 형성을 방해하고 유기산을 형성하여 치아의 칼슘 결핍현상을 초래하기도 한다.

키크기의 적❷ 자극성이 강한 식품

키크기에 영향을 미치는 또 한 가지의 중요한 문제는 발육 시기에 자극성이 강한 식품을 섭취하면 성장에 장애를 초래한다는 것이다.

특히 염분이 과다하게 함유돼 있거나 너무 매운 음식을 먹으면 신체의 발육에 커다란 영향을 미치게 된다.

다시 말해서 너무 짜게 먹거나 너무 매운 음식을 먹으면 위 점막에 강렬한 자극을 주게 된다. 심지어 위천공을 빚어내는 주요 원인 중 한 가지가 된다.

위 점막에 해를 끼치는 것은 주로 음식에서 과다한 염분을 섭취하거나 매운 것을 섭취하는 데서 초래된다. 어떤 경우는 위궤양이나 위암을 일으킬 위험성도 있다.

염분과 매운 것을 과다하게 섭취하면 위와 장의 활동에 장애를 가져오게 된다. 그러므로 땀을 너무 많이 흘리는 상황이 아니면 과다한 염분 섭취는 삼가야 한다.

왜냐하면 만약 위와 장의 기능이 좋지 않을 때 제아무리 많은 영양을 섭취한다고 해도 도움이 되지 않기 때문이다. 그렇게 되면 인체의 성장 발육을 둔화시키게 되는 것이다.

자극성 음료도 좋지 않다. 발육 시기에 홍차나 커피, 콜라, 탄산음료 등을 과다하게 섭취하면 좋지 않다. 이들 음료에는 카페인과 코카인 등의 흥분제가 들어있고, 또 위와 장의 소화액 분비를 악화시키는 물질을 증가시키기 때문이다.

특히 아이스크림이나 과즙, 푸딩 등 기타 청량음료도 과다하게 섭취하면 위와 장의 활동을 약화시키고 식욕이 떨어지게 하므로 유의해야 한다. 그래야만이 인체의 정상적인 성장 발육을 가능케 하고 키가 크는 데에도 도움이 된다.

체크 포인트

이런식품들…키크기 방해해요!

▶짜고 맵고, 자극적인 음식

▶단음식 : 단것은 비만을 초래하고 칼슘을 녹이기 때문에 단음식은 절대 삼가야 한다.

▶야식 : 라면, 스파게티 등은 단백질, 비타민, 칼슘 등이 부족하며 1일 4식도 영양의 균형을 깨게 된다.

▶커피, 홍차 : 카페인이 첨가된 커피나 홍차는 성장을 방해한다.

▶탄산음료 : 탄산음료의 톡 쏘는 맛은 음료 속에 녹아있는 인산 때문이다. 인산은 뼈의 성분이 되는 칼슘을 녹여 소변을 통해 배출시키므로 성장을 방해한다.

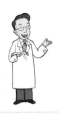

키크기 돕는
식생활 지침

키가 크려면… 간식은 먹이지 마세요!

아이들이 세 끼 식사를 바르게 하지 않는 원인 중 하나로 무절제한 간식의 습관화를 들 수 있다. 편안한 분위기에서 부모가 준비해 주는 간식을 먹는 것은 좋은 일이지만, 간식을 선택하는 데는 좀더 세심한 주의가 요구된다.

요즘은 아이들이 멋대로 냉장고에서 음료수나 과자류를 꺼내 먹는 것을 흔하게 볼 수 있는데, 바로 이런 것들이 아동들의 맛있는 식사를 방해한다. 그러므로 간식은 정해진 시간에 조금만 맛보기로 하는 것이 좋다.

그렇다면 왜 간식이 좋지 않을까?

아이들이 즐겨 먹는 간식은 대부분이 탄수화물로 되어 있다. 그러나 우리 몸은 대부분 단백질로 이루어져 있으므로, 성장에

필요한 것은 단백질이다. 때문에 탄수
화물만으로 배를 채워서는 키가 크
지 않는 것이다.

키를 키우는 데 가장 중요
한 영양소는 칼슘(Ca)이라
고 생각하는 사람들이 많다.
그러나 칼슘은 뼈를 강하게
할 뿐 키를 키우는 데 결정적인
작용을 하지는 않는다. 뼈나 근육을
늘리는 것은 단백질인 것이다.

아이에게 단백질이 중요한 이유는 단순히 인체의 중요한 구
성성분이기 때문만은 아니다. 단백질의 섭취에 의해 단백의 동
화를 촉진하는 성장인자의 분비가 촉진되므로, 단백질을 많이
먹으면 성장인자가 보다 많이 분비되어 성장에 도움을 주기
때문이다.

그러나 단백질을 무조건 많이만 먹으면 되는 것은 아니다. 여
러 가지 식품을 통해 단백질을 균형있게 섭취하는 것도 잊어
서는 안 된다. 고기만, 계란만, 우유만이라는 식의 식사 방법은
영양의 균형을 깨뜨리므로 결코 성장에 도움이 되지 않는다.

단백질은 몸 안에서 아미노산이라는 형태로 변화되어 이용

되나, 그 중에는 몸에서는 만들 수 없는 중요한 아미노산도 있다. 이것을 '8가지의 필수 아미노산'이라고 부른다.

그러므로 단백질을 포함한 식품을 먹는다 해도 각각의 영양가가 다르며, 이 영양가를 결정하는 것은 필수 아미노산의 종류 중 어느 것이 어느 정도 포함되느냐로 결정되는 것이다. 이것을 수치로 표시해 놓은 것을 '프로테인 스코어'라 부른다. 이 스코어가 100점인 우등식품이 바로 계란이다. 우유, 치즈, 전갱이, 정어리, 조개, 돼지고기, 간 등도 프로테인 스코어가 좋은 식품이다.

그렇다면 프로테인 스코어가 가장 좋은 계란만을 중점적으로 먹으면 '최고'라고 생각하는 사람들이 있을 수 있으나, 그것보다는 여러 가지 단백질이 포함된 식품을 골고루 먹는 것이 보다 더 효과적이다.

그래야 각각이 가지고 있는 필수 아미노산을 보충할 수 있기 때문이다. 고기만, 생선만을 듬뿍 먹을 것이 아니라 생선, 고기, 계란, 두부, 유제품 등을 골고루 많이 먹는 것이야말로 단백질을 보다 효과적으로 섭취하는 방법이다. 물론 밥이나 빵, 채소 등에도 필수 아미노산이 포함되어 있다. 그러나 밸런스가 매우 안 좋기 때문에 반찬을 통해 여러 가지 단백질을 섭취해주어야 한다.

한 살이 지났는 데도 분유만 먹는 아이가 있다면 그것만으로 키가 크지 않는다는 사실을 인지해야 한다.

간식만 먹으려는 아이, 쌀밥만 먹는 아이 또한 키에 관해서는 그리 큰 기대를 할 수 없다. 너무 입이 짧아 케이크 한 쪽이라도, 과일 한 개라도, 주스 한 잔이라도 어떻게든 먹이고 싶어하는 것이 부모의 심정이지만, 그래서는 제대로 자랄 수가 없다.

적어도 3세까지는 키의 성장에 있어 영양의 요인이 매우 크다. 4세 이후에는 대개 1년에 6cm 전후로 커 가기 때문에 이 시기에 신장의 차가 크게 벌어지면 성인이 되어도 그 차이를 줄이지 못하고 최종 신장까지 그대로 가는 것이다.

특히 최근에는 먹거리가 풍부한 탓인지 대부분의 부모들은 아이가 원하는 대로 달고 맛있는 음식을 지나치게 많이 주는 경향이 있다. 이렇게 되면 아이들은 입이 짧아져 균형 있는 식사를 할 수 없게 되기 때문에 신체의 발육과 성장에 나쁜 영향을 미치게 되는 것이다.

키가 크려면… 소화 · 흡수가 제대로 되어야 해요!

식사하는 방식도 키의 성장을 좌우한다. 음식은 아무리 영양 가치가 높아도 제대로 소화 흡수가 되지 못하면 아무런 가치와 의미가 없다.

이러한 음식은 반드시 영양의 배합을 이루어야만이 최고의 효과를 발휘한다. 체력을 강하게 하고 심신의 조화로운 발육을 촉진시키며 키가 자라도록 돕기 때문이다.

그렇다면 음식의 소화 흡수는 어떻게 촉진시켜야 할까?

첫째 음식을 입안에서 충분히 씹어야 한다. 특히 딱딱한 음식은 상당히 오랫동안 씹어야만이 제맛을 즐길 수 있다.

생리적으로 볼 때도 입안의 음식은 단순히 물리적인 힘을 가해 식품을 미세하게 부술 뿐만 아니라 전분 효소를 소화하고 분해시키는 작용을 한다. 가장 중요한 것은 효소가 입속의 알칼리성을 충분하게 변화시키게 된다는 점이다.

그러나 효소가 일단 위속의 강렬한 산성, 즉 위산과 만나면 모든 작용이 멈추어버린다. 그래서 음식을 입안에 넣고 천천히 씹으면 타액 외에도 소량의 맥아당 효소와 산화 효소 등도 생긴다. 이 같은 음식물의 분해 효소는 타액 속에서 분비되므로 소화작용에 도움이 된다.

그런데 만일 음식에 대해 씹는 상태와 정도가 부족한 채로 빠르게 삼켜버리면 위와 장관 속에서 분비되는 소화액체가 생기지 않게 된다. 이로 인하여 간장에서 분비해낸 담즙과 췌장에서 분비해낸 췌액 등도 아무런 효능과 작용을 하지 못하게 된다.

예를 들어 담즙은 지방의 유화작용에 도움을 주고 지방 효소의 활동을 촉진시키는 작용이 있어 소화를 돕는 역할을 한다. 또 흡수를 촉진시키는 작용도 있다.

췌장의 랑게르한스섬에서 분비되는 호르몬인 인슐린 또한 소화작용을 다스리는 역할을 한다. 전분을 당질로 변화시키기 때문이다.

이와 마찬가지로 췌액 속에 함유돼 있는 췌장 리파아제는 중성지방을 분해시킬 수가 있어 다시 췌장 리파아제를 단백질로 삼고 소화해버린다.

그러므로 음식을 충분하게 씹지 않으면 십이지장에서 대장 전체까지의 소화작용과 효율이 떨어질 수밖에 없다.

특히 타액에서는 사선호르몬이 분비되는데 이는 신체의 물질대사와 밀접한 관계가 있다. 즉 신체의 발육을 촉진시키고 노화를 방지하는 효능이 있는 것으로 알려져 있다.

미국의 영양학자가 내세운 건강 헌장은 다음과 같이 7개 항목으로 구성되어 있다.

1. 식욕이 있은 뒤에 식사를 하라.
2. 배가 고프면 비로소 식사를 하라.
3. 식욕이 있은 뒤 먹고 싶은 음식을 선택하라.

4. 충분하게 씹어라.

5. 식사할 때는 유쾌한 마음을 가져라.

6. 식사 전 또는 식사 중에 음료를 마시지 마라.

7. 식욕이 없을 때는 아무 것도 먹지 마라.

　이상의 일곱 가지 조항 중에서 가장 중요한 것은 바로 네 번째의 충분하게 씹으라는 것이다. 그 학자는 고체음식은 반드시 유동체가 되도록 씹은 뒤에 삼켜야 한다고 주장했다. 그의 주장을 빌리자면 어떤 음식이든지 30회 가량 씹어야 한다는 것이다.

　따라서 우리가 만일 식사할 때 밥 한 숟가락을 30회 정도 씹는다면 인체의 건강에 유익한 작용을 한다.

　이것은 한창 발육 시기에 있는 어린이들에게도 중요한 영향을 미친다.

> 식사를 할 때는 반드시 밥 한 숟가락을 30회 정도 씹는 운동을 해야 한다. 그렇게 하면 우선 신경질적인 성격이 개선될 것이고 소화 · 흡수 기능도 좋아져 성장에도 큰 도움이 된다.

　실제로 만성 위장병으로 몸이 허약한 어린이 환자에게 식사할 때 음식을 50회 이상 씹은 뒤 삼키라는 처방을 내렸더니 얼마 후 위장병이 개선되었고, 체격과 키가 모두 크게 성장했다는 임상 결과가 학계에 보고된 적도 있다.

따라서 위장을 포함한 모든 소화기관은 청소년의 성장 발육을 촉진시키는 중요한 핵심요소라고 할 수 있다.

키가 크려면… 식사할 때 눈과 코를 즐겁게 하세요!

식사를 할 때 근심에 쌓이거나 슬픈 일을 생각해서는 안 된다. 왜냐하면 위장의 운동과 소화액의 분비는 신경의 지배를 받을 수가 있기 때문이다.

그리고 위액은 일부 호르몬의 지배를 받고 췌액과 호르몬의 일부는 신경의 지배를 받고 있는데 담즙과 소화액은 분비 호르몬에 의해 다스려진다.   .

여기서 말하는 분비 호르몬이란 바로 십이지장에서 분비되는 호르몬으로 영국의 생리학자가 발견한 것이다.

이와 같이 호르몬의 지배를 받고 있는 소화작용은 특히 강렬한 억제작용을 가지고 있는데 이를 달리 화학작용이라고 부른다. 그런데 호르몬의 분비작용은 간접적으로 중추신경 대뇌에 의해 그 작용을 한다.

아무튼 식탁에 앉았을 때는 유쾌한 마음을 갖는 것이 중요하다. 또 눈의 관찰과 코의 후각, 그리고 혀의 미각 등 세 가지 감각의 자극을 받게 되는데 이들은 모두가 고차원적인 정신작용이다. 이는 타액을 분비시킬 뿐만 아니라 심지어 위장, 십이지장, 소장, 췌장, 간장 등의 기관에서도 대량의 소화액체를 분비하게 한다.

이로 인해 위와 대장의 운동과 흡수기능이 원활하게 진행되는데 이는 결국 전신의 신진대사작용을 높여서 최상의 효율을 발휘하게 하는 원동력이 된다. 이로 인하여 키도 자라고 몸도 건강하게 되는 것이다.

그러므로 식사를 할 때는 항상 화목한 분위기와 즐거운 마음을 가져야 한다. 그렇게 하면 위와 대장의 기능이 건강해지고 나아가 신체의 발육에도 크게 유익한 작용을 하기 때문이다.

키가 크려면… 음식을 양을 중시하지 마세요!

음식의 양과 키 사이에 직접적인 관계는 없다. 예를 들어 많이 먹었다고 해서 키가 커지고 또 적게 먹는다고 해서 키가 작게 만드는 것은 아니다.

그러나 한 가지 유의할 것은 식사의 양이 과다하게 되면 체중이 불어나게 되고 운동부족과 신진대사 악화로 인해 신체의 움직임이 둔화되면서 키의 성장에 간접적인 영향을 미칠 수도 있다는 점이다. 특히 식사량의 과다로 인해 비만해져도 키가 크는 데 간접적인 영향을 미친다.

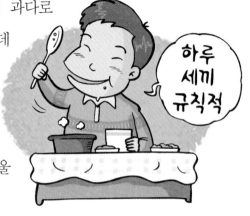

따라서 키가 자라게 하려면 키가 자라는 데 영향을 미치는 비만증에도 주의를 기울여야 한다.

그러나 비만증을 일으키는 원인은 결코 영양 과잉 때문만은 아니다. 오히려 비만증은 영양의 불균형으로 유발된다고 할 수 있다. 그러므로 식사를 할 때는 영양을 적절히 섭취하는 것이 무엇보다 중요하다.

일반적으로 비만한 어린이는 대부분 당분이 높은 과자와 전분이 많은 라면, 쌀밥 등의 식품을 너무 많이 먹는 경향이 있다. 이 음식물들의 역작용으로 인해 칼슘이나 광물질, 고급단백질, 식물성 지방 등의 영양소 부족을 초래하게 된다.

따라서 세 끼 식사 때 올바르고 적절한 영양소를 섭취한다면 한결 비만증에 대한 우려를 불식시킬 수 있을 것이다.

많은 사람들이 오류를 범하고 있는 것 중 하나가 지방을 과다하게 섭취하면 비만해진다고 하는 것이다.

그러나 이 견해는 50%만이 진실이다. 쇠고기, 돼지고기에는 동물성 지방의 함량이 높아 과다하게 섭취하면 확실히 비만증을 유발하게 된다.

그러나 우리나라 사람들이 비만해지는 주요 원인은 쌀밥을 위주로 한 곡류와 당도가 높은 간식, 과자류, 라면 등을 과다 섭취함으로써 빚어진 경우가 대부분이다.

탄수화물이 체내에서 소화 흡수된 뒤 지방으로 변화되어 피하와 내장기관에 침적되는 것이 바로 비만을 일으키는 주범인 것이다.

이 같은 비만증이 키를 자라게 하는 데 크나큰 장애가 된다. 즉 신체가 위로 치솟아올라가는 대신 가로로 퍼지는 역작용이 일어나게 되는 것이다.

동물성의 기름은 대부분 응고형태의 지방을 지니고 있다. 그러므로 과다하게 섭취하면 비만을 일으키는 주범이 된다. 그러나 식물성 지방은 혈관조직에 지방이 침적되는 것을 방지하는 효과가 있다.

따라서 참기름이나 사라다유, 유채유 등의 식물성 기름을 적절히 섭취하면 효과적인 비만 예방 대책이 될 수 있다.

물론 식물성 기름에도 어느 정도 고체 형태의 지방이 함유돼 있다. 그리고 동물성 기름에도 소량의 액체 형태의 지방이 함유돼 있는 데 두 가지 기름의 차이는 바로 식물성 기름에는 비만을 방지하는 지방이 많이 함유돼 있다는 점이고, 반면 동물성 기름에는 정반대로 비만을 유발하는 지방이 대량으로 함유돼 있다는 것이다.

특히 식물성 기름에는 리놀산 등이 함유돼 있는데 이들 성분은 바로 키 크기에 도움을 주는 기름이며, 부족되어서는 안 되는 지방산이기도 하다.

따라서 키를 자라게 하고 건강하게 하려면 필수적인 영양분을 많이 섭취하는 것 외에도 영양이 없는 음식물의 섭취는 멀리해야 한다. 오직 충분한 영양을 섭취해야만이 키를 크게 할 수가 있고 몸매 또한 날씬하게 할 수 있다.

어린 시절이나 청소년기에 가장 주의해야 할 것은 편식을 바로잡아 주는 일이다. 왜냐하면 초, 중, 고등학교 시절은 신체의 발육에 가장 중요한 시기이기 때문에 이 시기에 만약 편식하는 습관을 고치지 않는다면 결코 키가 클 수 없다.

이 시기에 편식하는 습관이 있다면 성장에 치명타가 된다는 사실을 결코 잊어서는 안 된다.

키 크게 하는 식생활 지침

1. 하루 세 끼는 규칙적으로 하고 끼니를 거르거나 폭식을 하지 않는다.

식생활이 불규칙하고 무절제하면 영양도 불균형을 이루고 위장도 나빠진다. 위장이 나빠지면 키 크는 데도, 성장에도 지장이 많다.

2. 햄버거, 피자, 치킨, 라면 같은 패스트푸드나 인스턴트 식품은 열량에 비해 영양가는 매우 적으므로 섭취를 삼간다.

몸에 이로운 비타민이나 무기질은 거의 들어있지 않고 인공 감미료나 포화지 방산, 소금 등 해로운 요소가 많이 들어 있어서 비만이나 소아 성인병을 만들기 쉽고, 식욕도 떨어뜨리기 때문에 맛있다고 자주 먹는 것을 자제해야 한다.

3. 밥은 천천히, 꼭꼭 씹어먹는다.

꼭꼭 씹어 먹을수록 침 속에 있는 소화효소뿐만 아니라 성장을 촉진시키는 파로틴이라는 호르몬이 많이 나오기 때문에 천천히 꼭꼭 씹어서 먹는다.

4. 콜라, 사이다와 같은 탄산음료 섭취는 자제한다.

탄산음료의 톡 쏘는 맛은 바로 인산 때문인데, 인산은 뼈를 만드는 칼슘을 녹여서 소변으로 내보내게 된다. 그러므로 우리의 뼈를 약하게 만들고 키 크는 데 방해를 하기 때문에 섭취량을 줄여야 한다.

5. 식사를 하면서 TV나 책을 보는 습관은 고치자.

식사에 집중하지 못하면 식사를 너무 적게 하거나 과식할 수가 있기 때문에 좋지 않다.

6. 자극적인 음식은 성인병의 원인이 되므로 피하는 것이 좋다.

특히 지나치게 단 음식은 열량만 높고 영양소는 적은 데다 식욕을 떨어뜨리기 때문에 좋지 않다.

7. 편식은 NO! 편식은 영양 불균형의 주된 원인이다.

각 식품에 들어있는 영양소는 종류는 같을지 몰라도 효과나 흡수율 면에서 차이가 많기 때문에 골고루 먹는 것이 바람직하다.

8. 동물성 단백질보다는 식물성 단백질을 섭취하도록 한다.

닭고기나 돼지고기, 햄 같은 동물성 단백질이 많은 식품에는 지방이 많으므로 생선이나 콩, 두부 같은 식물성 단백질과 어패류가 좋다.

9. 단백질, 칼슘, 비타민, 무기질, 당질, 지방 등 다섯 가지 영양소를 골고루 섭취한다.

특히 콩, 채소, 과일, 해조류는 비타민과 무기질이 풍부해 아주 좋고 두유, 두부, 콩나물 등 콩 단백질은 성장호르몬 분비를 촉진시켜 키가 쑥쑥 크게 한다.

10. 우유는 많이 마실수록 좋다.

하루 우유 두 잔 정도는 필수. 장이 약한 사람은 찬 우유보다는 미지근하게 데운 우유를 마시면 된다.

이밖에 멸치나 시금치, 치즈 같이 칼슘이 많이 든 음식도 좋다.

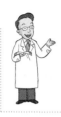

키가 크는 데 도움이 되는
건강기능식품들

작은 키 때문에 고민이라면 한 번쯤은 건강기능식품에 솔깃했던 적이 있을 것이다.

현재 건강기능식품공전에 등재된 성장관련 식품 목록을 소개하면 다음과 같다.

키크기 건강식품 뱀장어 유제품

뱀장어에서 채취한 기름을 식용에 적합하도록 정제한 것을 말한다. 또는 이를 주원료로 하여 캡슐에 충전, 가공한 것들이 주류를 이룬다. 이들 건강기능식품은 건강증진과 영양보급의 기능성이 인정되고 있다.

키크기 건강식품 로얄젤리식품

로얄젤리를 주원료로 하여 제조 가공한 건강식품을 말한다. 이는 부족한 영양공급과 건강증진 및 고단백식품이어서 성장에 도움을 주는 기능성 식품으로 등재돼 있다.

키크기 건강식품 효모제품

효모추출물 제품으로 식용효모균주를 분리, 정제한 후 자가소화, 효소분해, 열수추출 등의 방법에 의해 추출한 것을 말한다. 이 또한 영양의 불균형을 개선하는 영양공급원이며, 건강증진 및 유지 기능을 한다.

키크기 건강식품 화분제품

식용효모를 주원료로 하여 제조한 것과 화분을 주원료로 하여 제조, 가공한 것을 말한다.

이들 제품은 신진대사 기능을 높이고 영양을 공급하며 피부건강에 도움이 되는 기능성을 인정받고 있다.

키크기 건강식품 클로렐라제품

클로렐라속 조류를 인위적으로 배양하여 가열 등의 방법으로 소화성을 높이도록 처리한 후 건조하여 식용에 적합하도록 한 클로렐라 원말을 주원료(50% 이상)로 하여 제조한 것을 말한다. 이는 단백질 공급원이자 체질개선제로 기능성을 인정받고 있다. 또 부족한 영양을 공급하고 핵산 및 단백질, 엽록소, 섬유소 등의 성분이 함유돼 있어 건강증진 효과가 큰 것으로 평가받고 있다.

키크기 건강식품 스피루리나제품

스피루리나 속의 조류를 인위적으로 배양하여 가열 등의 방법으로 소화성을 높이도록 처리한 후 건조하여 식용에 적합하도록 한 스피루리나 원말을 주원료(50%)로 하여 제조, 가공한 것을 말한다.

이들 제품은 필수 아미노산의 공급원이며 단백질 공급원이기도 하다. 또 생리활성 성분을 함유하고 있어 건강증진 및 유지에 도움이 된다.

키크기 건강식품 배아유제품

쌀, 밀 등 곡류의 배아에서 채취한 기름을 식용에 적합하도록 정제한 배아유를 주원료로 하여 제조, 가공한 것을 말한다.

이들 제품은 영양의 불균형을 개선하고 영양공급원이기도 하여 건강증진 및 유지에 도움이 된다.

키크기 건강식품 알콕시글리세롤 함유제품

상어의 간에서 채취한 알콕시글리세롤 함유 유지를 분리하여 식용에 적합하도록 정제한 알콕시글리세롤 함유유지를 주원료(50% 이상)로 하여 제조, 가공한 것을 말한다.

이들 제품은 유아의 성장에 도움이 되고 생리활성 성분도 함유돼 있다. 특히 신체의 저항력을 증진시키는 효능이 있기도 하다.

제 6장!

키가 쑥쑥 크는
베스트 운동요법

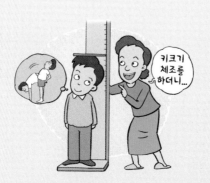

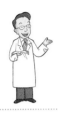

운동을 하면
왜 키가 클까요?

일반적으로 태어나서부터 1~2세 사이에 12.5cm까지 자라는 데, 이 기간까지는 태생기 성장의 연장이라고 볼 수 있다.

2세부터는 뇌하수체에서 분비되는 성장호르몬(GH)에 의한 영향을 받는다. 그러다가 사춘기까지는 점차 성장 속도가 떨어지다가 사춘기 때 다시 키가 자라고, 사춘기가 지나면 성장판이 닫히면서 더 이상 키가 자라지 않는다.

성장기에 성장호르몬이 과도해지면 거인증이 되고, 성장호르몬이 부족하면 왜소증이 된다. 왜소증일 때는 성장호르몬의 공급이 요구되는 데, 성장기 중에 성장호르몬을 투여해 주면 정상적인 성장이 이루어진다.

운동, 수면, 스트레스, 저혈당 상태는 뇌하수체의 시상하부를 자극하여 성장호르몬 분비에 직접적인 영향을 미치게 된다. 안정된 상태에서 24시간, 밤에 12시간, 잠든 후 3~4시간 동안 20~30분 간격으로 혈액을 채취하여 혈중의 성장호르몬 농도가 10ng/ml 이상이면 정상으로 본다.

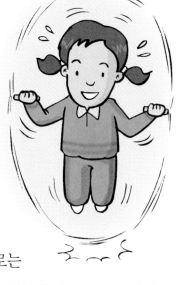

대개 성장호르몬 결핍증에 걸리면 3ng/ml 이하로 나타난다. 신경성 성장호르몬 분비 장애시에는 약물 자극으로는 정상을 나타내나, 생리적 평균 호르몬치가 3ng/ml 이하로 분비된다.

청소년기의 적절한 운동은 성장호르몬의 분비를 25배까지 촉진시켜 근육의 발달과 함께 키를 자라게 하는 중요한 역할을 한다.

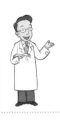

하루 10분씩
운동을 하세요!

키가 자라기 위해서는 근육의 길이가 길어지면서 근육의 장력이 증가될 수 있는 운동이 효과적이다. 특히 운동을 규칙적으로 하면 근육의 양이 증가되어 근력이 증가되며, 관절의 연골 두께가 증가된다. 또한 뼈가 튼튼하게 되고 근육과 인대의 움직임에 따라 성장판에 자극을 주어 키가 성장하는 데 직접적인 도움을 준다.

그러나 사춘기 이전의 성장기에 너무 과도한 무게를 들게 되면 성장판이 압박을 받아 상해를 입을 수도 있으며, 한편으로는 연골이 눌려 정상적인 성장속도를 유지하기 어렵게 되므로 항상 적절한 강도를 유지하는 것이 중요하다.

운동을 하면 키가 자라는 또 다른 이유는 운동을 하면 성장호르몬의 분비량이 많아지기 때문이다.

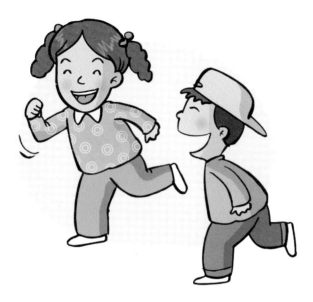

　운동 강도에 따라 성장호르몬의 분비량이 늘어나게 된다. 특히 강한 운동을 할 때는 안정시보다 최고 25배까지 성장호르몬의 분비량이 증가되는 것을 알 수 있다.

> 강도가 자신의 최대 산소 섭취량의 70%에 달하는 운동을 규칙적으로 실시하면 키가 자라는 성장호르몬의 분비를 높이고 성장판에도 충분한 자극을 주게 된다.

　따라서 규칙적인 운동을 하는 아이들은 성장호르몬의 분비가 증가되어지고 동시에 성장판을 자극하여 뼈의 길이성장과 함께 근육의 단백질 합성을 촉진하여 뼈와 근육을 동시에 성장할 수 있도록 해준다.

그러나 이때 한 가지 유의해야 할 것은 운동이 끝난 후 약 30분 정도가 경과한 후에 성장호르몬의 분비량이 가장 높게 나타난다는 점이다.

운동 시작과 함께 성장호르몬의 분비가 증가하기 시작하여 운동이 끝난 후 30분까지도 성장호르몬이 계속 증가되어진다.

그리고 운동이 끝난 후 약 30분이 경과한 후에 성장호르몬이 가장 높게 나타나며, 운동 후 1~2시간 안에는 성장호르몬의 분비가 활발하므로 운동 후 2시간 이내에는 반드시 단백질을 섭취하여 주어야 한다.

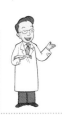

키가 크게 하는 운동&
키가 크지 않게 하는 운동

키는 부모님으로부터 물려받은 유전적 요인(23%)과 영양, 운동, 심리적 스트레스를 포함한 환경적 요인(77%)의 상호작용에 의하여 결정된다.

키를 크게 하는 요인 중 '운동'의 역할은 성장호르몬의 분비를 촉진하고 장골의 성장판에 적당한 자극을 주는 것으로 요약할 수 있다.

그러나 운동은 키가 자라게도 하고 또 키가 자라지 않게 하기도 한다. 예를 들어 가슴둘레를 넓게 하고 체중을 줄이며 손목을 강하게 하는 것과 허리와 배가 수축되게 하는 것 등은 모두가 각기 다른 주의할 점이 있는 것이다.

즉 역도와 아령은 가슴둘레와 손목의 힘을 강화시키므로 건장한 남성을 만들어내는 데에 많은 도움이 된다.

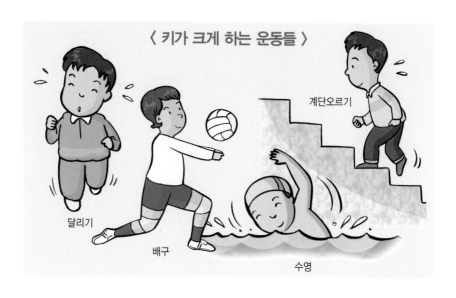

〈 키가 크게 하는 운동들 〉

계단오르기

달리기

배구

수영

그러나 키를 크게 하는 것이나 다리의 곡선미를 아름답게 하는 데에는 오히려 해가 된다. 왜냐하면 이 같은 운동은 억제 작용이 생기기 때문이다. 특히 발육기 때 키가 자라는 것에 대해서는 강력한 억제작용을 하게 된다.

따라서 다 같은 운동이지만 빠른 동작, 혹은 지구력, 기교와 자세가 서로 달라 신체에 대한 운동의 영향도 각기 다르다.

그러므로 운동을 할 때는 그 운동의 강도와 작용에 대해 정확하게 알고 행해야 기대한 만큼의 효과를 얻을 수 있다.

이러한 건강 운동을 구분한다면 일반적으로 키가 자라게 발육시키는 운동과 가슴둘레, 손목, 허리둘레를 강화시키는 운동으로 분류한다.

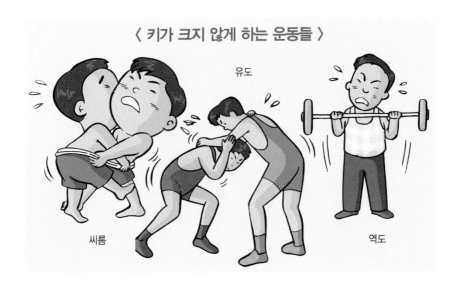

〈 키가 크지 않게 하는 운동들 〉

유도

씨름

역도

> 키가 자라게 하는 데 효과가 있는 운동으로는 수영, 댄스, 맨손체조,
> 농구, 테니스, 단거리 질주 등을 들 수 있다.

이외에도 탁구나 배드민턴이 있다. 그러나 이 같은 작은 동
작들은 너무 지나치게 해서는 안 된다. 자칫 잘못하면 역효과
가 있기 때문이다.

그런 반면 키를 자라게 하는 데 좋지 못한 영향을 미치는 운
동도 있다.

다시 말해서 이 같은 운동을 행하면 키를 크게 하는 것과는
무관하면서 도리어 역효과를 초래할 수도 있다.

> 키크기를 방해하는 운동에는 역도나 기계체조, 씨름, 격투기, 유도, 마라톤 등이 여기에 속한다.

운동에는 또한 체중을 증가시키는 운동도 있다. 씨름이나 유도, 격투기 등은 그런 종류들이다.

이들 운동은 모두가 온몸의 힘을 다 쏟아붓는 것을 목적으로 하고 있다. 만일 약간의 호흡만 하면 온몸의 힘이 한곳으로 모아지면서 일종의 기의 팽창작용이 일어나게 된다.

그 결과 대 근육이 비대해지게 되므로 체중도 자연히 증가하게 되는 것이다.

이는 프로레슬링, 프로 씨름선수들의 우람하고 거대한 체구가 증명해주고 있는 사실이다.

그들은 타고난 체구가 건강한 것 이외에 식욕도 왕성하여 음식의 양도 많이 먹는 것이 원인 중의 한 가지이다. 음식 섭취량이 많기 때문에 피하지방의 축적을 촉진시키게 되는 것이다.

그렇다면 체중을 줄이는 운동에는 어떤 것이 있을까?

체중을 줄이는 운동에는 장거리 달리기, 테니스, 탁구, 배드민턴, 축구, 야구 등을 들 수 있다.

일반적으로 격렬한 운동은 체중을 감소시키는 것으로 알려져 있는데 사실 이것은 잘못 알고 있는 것이다. 왜냐하면 과격한 운동은 장시간 동안 지속하기가 어렵다. 그러므로 그 운동으로 소모되는 열량은 도리어 감소되기 마련이다. 그런 운동은 조깅, 줄넘기, 수영, 등산, 마라톤 등으로 소모되는 에너지를 따를 수가 없는 것이다.

따라서 신체의 지방에서 칼로리가 생성되게 촉진하는 것은 운동의 격렬한 정도와 시간의 길고 짧음과 밀접한 관계가 있다.

다시 말해서 운동을 부적절하게 했을 때는 역효과를 초래할 수도 있다는 사실을 각별히 유념해야 한다.

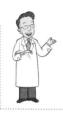

줄넘기와 야구는 키가 크게 합니다

　운동을 하는 목적이 정해졌다면 어떤 운동을 하는 것이 좋은가에 관심을 모아야 한다. 그리고 운동량에 대해 고려할 때는 반드시 운동의 격렬 정도를 파악하고 알아야 한다. 여기서 말하는 운동의 격렬 정도는 운동할 때 힘을 어느 정도 썼는가를 가지고 결정한다. 이것이 바로 우리가 흔히 말하는 에너지 대사율이다.

　여러 가지의 실험을 통하면 각종 운동의 에너지 대사율을 알아낼 수가 있다. 예를 들어 테니스 개인전의 에너지 대사율은 4.0~6.0이고 축구는 6.3이며 농구는 2.0~4.0이다. 마라톤(1분당 240m)은 15.0이고 유도는 16~20이며 럭비시합은 대략 11가량 된다.

　그럼 한 사람의 운동량은 어느 정도여야 적당한가?

이것은 신체의 발육 상태와 또 발육 상태가 좋고 나쁜가에 따라 정하게 된다. 이점에 대하여 독일의 유명한 생물학자 루얼은 법칙론에서 다음과 같이 말했다.

"만일 적절한 운동을 행하면 신체의 발육은 매우 양호해지고 만일 운동이 너무 격렬하면 도리어 몸을 쇠약하게 만든다."고 했다.

임상 관찰과 경험에 따르면 몸이 가로로 퍼지는 것은 바로 체중이 늘어나는 것으로, 가슴둘레를 더욱 커지게 하는 운동은 반드시 많은 에너지 대사가 있어야만이 그 효과가 있는 것으로 나타났다. 이에 대한 에너지 대사율은 7~15가량 된다.

키가 크게 하기 위해서 선택하는 운동은 신체를 가로로 퍼지게 하는 운동을 선택해서는 안 된다.

일반적으로 세로로 자라오르게 하는 운동은 가로로 퍼져나가게 하는 운동보다 경쾌하고 시간도 길어 에너지 대사율은 가로로 퍼져나가는 운동의 1/2~1/3 정도밖에 안 된다.

이 범위에 속하는 운동은 일상생활에서 손쉽게 할 수 있는 운동이 주류를 이룬다. 이를 요약해보면 다음과 같다.

키가 크게 하는 베스트 일상운동

· 산책의 에너지 대사율 : 2.0 정도

· 보행의 에너지 대사율 : 3.0 정도

· 빠른 걸음의 에너지 대사율 : 5 정도

· 빠르게 뛰기의 에너지 대사율 : 7.0 정도

· 줄넘기의 에너지 대사율 : 3~5

· 야구의 에너지 대사율 : 2

· 왈츠춤의 에너지 대사율 : 4 정도

· 자전거 타기의 에너지 대사율 : 3 정도

· 침대 정리의 에너지 대사율 : 3 정도

· 마루 쓸기의 에너지 대사율 : 2 정도

· 꽃에 물을 주거나 무엇을 옮길 때의 에너지 대사율 : 5 정도

· 밥 짓기의 에너지 대사율 : 1~2 정도

이상의 숫자에서 알 수 있는 것은 일을 조금 하고 또 어떤

운동이든지 적절하게 하면 모
두 키를 크게 하는 데 유익하다
는 것을 알 수 있다.

키가 크게 자라도록 하려면
반드시 장골 꼭대기
에 있는 성장선 부
분의 연골을 비대하게 만들
어야 한다.

그러나 그 성장선이 연골이기 때문에
절대로 외부로부터 너무 강한 압력이나 중력을 받으면 안 된
다.

예를 들어 성장기에 있는 아이가 너무 무거운 것을 등에 지
고 뛴다면 신체를 굽어지게 만들어 역효과를 초래하게 된다.
야구를 할 때도 마찬가지이다. 만약 투수를 맡고 있다면 힘을
너무 많이 쓰기 때문에 자칫 척추 기형을 유발할 위험도 있다.

또 무거운 책가방을 메고 먼 길을 걸어서 다니는 학생인 경
우는 발이나 발목 뼈에 큰 손상을 입을 수도 있다.

이상의 상황들은 비교적 극단적인 예이다. 그러나 오랫동안
아기를 업거나 무거운 물건을 운반하는 등의 동작은 신체를
심하게 굽어지게 하는 원인이 된다.

또 반복적으로 도약 등의 동작을 행하면 신체를 기울어지게 만들 수도 있으므로 각별한 주의가 필요하다.

특히 운동을 할 때는 반드시 휴식과 그 균형을 이루어야 한다. 그래야만이 인체의 발육을 촉진하여 키를 자라게 할 수 있는 것은 많은 연구에서 입증되고 있다.

일반적으로 키가 크게 자라도록 촉진시키기 위하여 권장되고 있는 운동은 테니스와 농구, 야구 등이다.

이들 운동은 비록 승부를 판가름 하는 시합이지만 평소 취미로 삼으면 키가 크게 하는 데 분명 도움이 된다. 그러나 승부를 염두에 둔 시합일 때는 오히려 부작용을 일으킬 수 있다. 왜냐하면 이기기 위한 득점에만 골몰한 나머지 온몸의 기능을 진작시키지는 않기 때문이다.

예를 들어 테니스는 대부분 오른손을 쓴다. 왼손은 좀처럼 쓰지 않는다. 야구의 투구 동작도 마찬가지이다. 이 두 가지의 운동은 모두 신체의 어느 특정 부위만 응용하는 것이다. 이렇게 행하는 운동은 결코 키크기에 유익하지 않다. 신체의 건강에도 결코 도움이 되지 않는다.

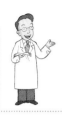

키가 크게 하는
기구 운동 3가지

자전거 타기(사이클링)

자전거 타기는 심폐기능의 항진과 더불어 하체의 모든 관절을 강화시켜 성장선을 자극하므로 하체의 성장을 촉진한다.

【하는 요령】

· 우선 자전거에 앉는다.

· 시간을 맞춘다(5분 정도가 적당하다).

· 자기 능력에 맞는 속도로 조절한다.

· 위의 운동을 마친 후, 2분 동안 페달을
  거꾸로 탄다.

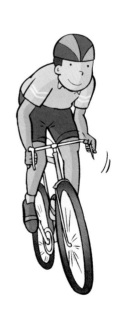

계단 밟기(스탭머신)

계단 밟기는 하체의 모든 관절을 상하로 움직여 줌으로써 각 관절의 골단선을 자극하여 하체의 성장을 돕고 관절을 강하게 한다.

【하는 요령】

· 자기 체력에 알맞은 부하를 준다.

· 시간을 맞춘다(5분 정도가 적당하다).

· 위의 운동을 마친 후, 몸을 돌려 2분 동안 거꾸로 탄다.

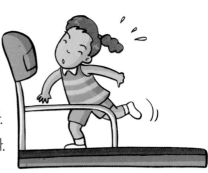

런닝머신(달리기)

달린다는 것은 인체의 모든 기능을 동원하여 각 기능을 움직여 주는 것으로, 하체는 물론 상체 각 부분을 활성화하는 운동의 기본이다.

【하는 요령】

· 스위치를 켜면서 안전 장치를 장착한다.

· 속도 조절기를 조절하여 2분 동안 걷는다.

· 서서히 속도를 내며 10분 동안 달린다.

· 다시 서서히 속도를 줄여 2분 동안 걷는다.

· 더 속도를 줄인 후 2분 동안 거꾸로 걷는다.

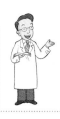

키가 쑥쑥 크는
키크기 체조 따라하기

키가 크게 하려면 등부분을 펴주고 늘리는 체조를 해야 한다. 이러한 체조를 행할 때는 다음에 소개하는 다섯 가지 요건들을 충족시키는 것들이어야 한다.

그럼, 키가 쑥쑥 크게 하는 체조가 갖추어야 될 5가지 요소를 소개하면 다음과 같다.

키크기 체조는⋯ 대자연의 리듬에 맞춰라!

인체는 대자연의 리듬에 맞춰 율동적인 작용을 이루어야 한다. 예를 들어 호흡과 순환계통에서 시작하여 모든 생리기관을 특유한 리듬에 융합하여 진행해야 하는 것이다.

맥박, 혈압, 호흡 등은 밤이 되면 운행 속도가 미묘한 리듬과 배합이 되면서 운행이 되므로 변화가 일어나게 된다.

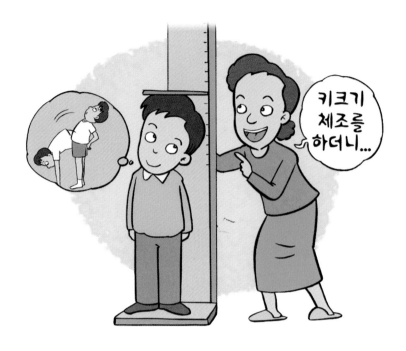

따라서 이 리듬성에 맞추어 운동을 하게 되면 신체의 발육을 촉진시키게 된다. 다시 말해서 신체발육을 증진시키는 운동은 리듬에 따라 행해야 한다는 것이다.

키크기 체조는… 전신운동이 되게 하라!

어떤 국부적인 운동일지라도 운동은 전신의 각 부위와 연관이 있다. 즉 손가락 끝의 움직임에서 대뇌중추명령신경까지 이들이 사용하는 운동 에너지의 소모는 반드시 동맥혈관을 통해 진행되어야 한다. 다시 말해서 모든 운동은 반드시 전신성과 배합을 이루어야 한다는 말이다.

예를 들어 가장 원시적인 보행을 보자. 이는 발뿐만 아니라 양쪽 손목, 복부, 가슴, 근육의 운동도 수반하고 있다.

키가 크게 하는 운동을 할 때도 마찬가지이다. 반드시 온몸의 원만한 협조가 긴밀하게 이루어져야 한다. 그러므로 운동을 할 때는 적절하게 누르고 주무르고 굽히며 뒤틀고 신장하면서 빙글 도는 등의 다양한 운동을 하는 것이 좋다.

키크기 체조는… 전체적인 균형을 유지하라!

키가 크게 하기 위해서는 온몸을 당기는 방법을 쓸 수가 있다. 그러나 이때 만약 단순하게 철봉을 이용하여 위, 아래로 당긴다면 특별한 효과가 있을까?

이에 대해 일반적으로 역효과가 있다고 보는 것이 지배적인 견해이다. 왜냐하면 이 운동은 전체적인 균형을 상실하기 때문이다.

신체의 운동에서 가장 중요한 것은 동작과 역동작의 기교적인 배합이다. 예를 들어 몸을 굽히려면 반드시 몸을 뻗어야 한다. 또 몸을 뻗기 위해서는 몸을 굽히는 동작이 필수적이다.

또 오른쪽으로 운동한 뒤 왼쪽으로 운동하고 앞쪽으로 운동한 뒤에는 뒤쪽으로도 운동을 해야 한다.

이렇듯 운동을 할 때는 정면작용과 역작용을 동시에 진행해야 하고 또 정면작용과 반대작용, 혹은 운동을 멈추거나 운동을 진행할 때는 반드시 일정한 리듬이 있어야 한다.

키크기 체조는… 몸과 마음이 혼연일체가 되게 하라!

어떤 운동이든지 신체 상태와 정서 상태가 좋지 않으면 그 효과는 반으로 줄어들게 된다. 따라서 운동을 할 때는 몸과 마음이 혼연일체를 이룰 때 좋은 효과를 거둘 수 있다.

정신을 집중해야 하는 운동으로는 100m 달리기 선수를 예로 들 수 있다. 선수가 출발점에 있을 때 그의 맥박, 혈액, 호흡은 급격히 증가하게 된다. 혈액의 상태도 변화가 생긴다.

이때 다시 중추신경이 배합되면 자율선 호르몬이 곧 그 선수에게 전력 질주하는 자세를 취하라고 암시를 하게 된다.

이 같은 육체운동은 반드시 정신활동을 늘 수반한다. 그리고 육체운동으로 신경계통에도 적당한 자극과 작용을 얻게 된다.

이것이 바로 운동을 끝낸 뒤 정신이 맑고 상쾌한 기분이 드는 원인 중 한 가지이다. 아무튼 운동을 하기 전과 후에는 똑같이 정신적으로 상쾌한 느낌이 들게 한다.

이로써 미루어 짐작할 수 있는 것은 운동이 생리기관에 대해 가장 유익하다는 것이 증명되는 것이다.

키크기 체조는… 지속적으로 하라!

어떤 운동을 하던지 간에 행하지 않으면 절대로 소기의 목적을 이룰 수가 없다. 특히 키가 자라게 하는 운동에서 생리적인 효과를 이루려면 반드시 장기간 동안 운동을 해야 한다. 그러므로 강인한 인내력과 용기를 가져야만 된다.

그러나 일부의 운동은 반드시 날씨나 장소, 기구와 배합을 이루어야 하므로 지속적으로 한다는 것이 쉽지는 않다.

따라서 선택하는 운동 방법은 언제, 어디에서, 누구든지 할 수가 있는 것이라야 하고 또 동작도 간단해야 하며, 기구가 없어도 진행할 수 있는 종류의 것이면 더 좋다.

이런 운동은 매우 창의적이므로 지속적으로 행하면 키가 크게 하고 신체를 건강하게 하는 데에 상당히 큰 효과가 있다.

이상의 5가지 요소를 늘 생각하면서 여기 소개하는 키 크기 체조를 따라해 보자. 분명 키가 쑥쑥 크는 것을 몸으로 느낄 수 있을 것이다.

키 크기 체조 따라하기

▶1단계 : 손과 발, 목을 가볍게 풀어준다.

▶2단계 : 깍지 끼고 기지개 펴기

【하는 요령】

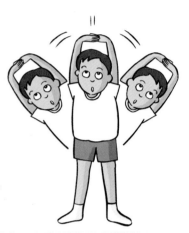

· 손등을 안으로 향하게 쥔다.

· 이때 시선은 위로 향한다.

· 그런 다음 전신을 늘리듯 될수록 멀리 힘껏 뻗는다.

· 이 동작을 시행할 때는 좌 4초, 우 4초 정도 행한다.

· 이상의 동작을 2~3회 반복한다.

☞ 이 동작은 잘못된 자세를 바로잡고 호흡을 크게 함으로써 신진대사를 촉진하고 척추와 골반, 전신 성장판을 자극하는 효과가 있다. 따라서 늘 실천하면 키가 크는 데 도움이 된다.

▶3단계 : 팔 돌리기 굴곡체조

【하는 요령】

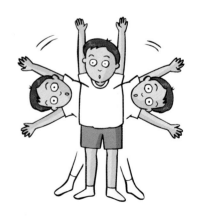

· 양다리를 가지런히 하여 자연스럽게 선다.

· 그런 다음 양팔을 왼쪽부터 오른쪽으로 크게 원을 그리듯 머리 위로 휘어 넘긴다.

· 좌우로 각각 2회 정도 반복하여 회전한다.

· 같은 자세에서 왼발을 한 발 앞으로 내딛는다.

· 그런 후 양팔을 왼쪽으로 휘어 넘기며 상체를 꺾는다.

· 이때 상체가 앞으로 기울게 하면서 좌우로 2회씩 반복 회전한다.

  ☞ 이 체조는 상체를 좌우로 굴곡시킴으로써 척추의 이상을 바로잡고 허리근
  육의 지방을 줄이는 효과가 있다.

▶4단계 : 앞으로 굽히기 · 뒤로 젖히기

【하는 요령】

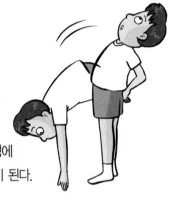

· 양다리를 붙이고 무릎을 곧게 편 상태로 선다.

· 이 자세에서 두 손을 다리쪽으로 늘려 준다.

  ☞ 이 동작은 하체 골반을 교정하고 요추 교정에
  도 효과가 있으므로 아이들의 키 크기에 도움이 된다.

▶5단계 : 줄 없는 줄넘기 체조

【하는 요령】

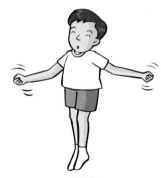

· 줄넘기 할 때와 동일한 자세를 취한다.

· 일반적으로 높이 10cm 이상 뛰는 것이 좋다.

· 이상의 동작을 앞, 뒤로 각각 30회 정도 행한다.

  ☞ 이 동작은 호흡 · 순환기에 강한 자극을 주는 전신운동이다. 따라서 온몸의 조화
  로운 발육과 발달을 돕고 허리와 무릎, 발목관절, 하체, 호흡 · 순환기에 강한 자극
  을 주는 전신운동 효과가 있다. 특히 성장판을 자극하여 키 성장을 촉진시킨다.

▶6단계 : 앞으로 굽히기

【하는 요령】

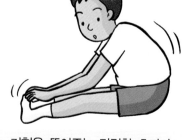

· 양다리를 붙이고 무릎을 곧게 편다.

· 엄지발가락을 잡고 배꼽을 다리 아래로 밀어

  낸다는 느낌으로 상체를 숙이며 늘려준다.

  ☞ 이상의 동작은 척추를 중심으로 흐르는 기혈을 뚫어주는 강력한 효과가
  있다. 특히 상, 하체 유연성 강화와 뼈와 근육 성장에 도움이 된다.

▶7단계 : 비틀기 자세

【하는 요령】

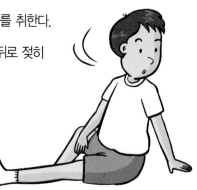

· 허리를 세우고 아랫배를 끌어당긴 자세를 취한다.

· 그런 다음 상체를 최대한 펴고 어깨를 뒤로 젖히

  면서 뒤를 본다.

· 좌우 2~3회 정도 행한다.

· 안 되는 쪽을 보다 강하게 비틀어

  몸의 균형을 맞게 한다.

  ☞ 이 동작은 옆구리의 담 경락을 강하게 자극함으로써 척추의 좌우 균형을
  맞추고 관절을 유연하게 하는 효과가 있다.

▶8단계 : 고양이 자세

【하는 요령】

· 양팔과 다리를 어깨넓이로 벌려 유지한다.

· 그런 다음 숨을 들이쉬면서 고개를 들고
  허리를 최대한 내리고 천장을 본다.

· 숨을 내쉬면서 배를 바라보고 등을 최대
  한 내리고 몸을 둥글게 말아주어 척추가 크게 움직이게 한다.

· 이 자세를 유지하면서 숨을 내쉬고 양팔을 앞으로 최대한 뻗으며 내려간다.

· 팔, 겨드랑이 안쪽이 바닥에 닿게 다리와 엉덩이는 90도가 되게 한다.

· 이상의 동작을 2~3회 정도 반복한다.

  ☞ 이 동작은 목 뒤와 어깨 근육을 풀어주면서 척추를 강화시키고 소화기와
  호흡기를 원활하게 해주는 효과가 있다.

▶9단계 : 잠자리 체조

【하는 요령】

· 온몸의 힘을 빼고 엎드려 눕는다.

· 양팔을 어깨까지 천천히 펼친다.

· 양팔과 양발은 가지런한 채로
  발끝을 뻗으며 턱을 들고 목을
  뻗는다.

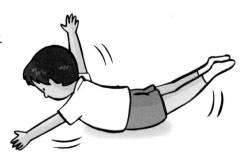

· 그런 다음 양다리를 들어올린다.

☞ 이 동작은 자는 동안 등뼈에 가하고 있던 체중의 압력을 풀어주고 온몸의 관절 및 등뼈를 늘림과 동시에 척추를 교정하는 효과가 있다. 따라서 아이들의 키 크기에 도움이 된다.

▶10단계 : 쟁기자세

【하는 요령】

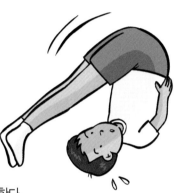

· 천장을 보고 눕는다.

· 양손바닥을 등 뒤쪽 허리 부분에 댄다.

· 숨을 들이마시며 천천히 양발을 모아 머리
  위로 천천히 넘긴다.

· 발끝을 꺾은 채로 바닥에 닿게 1분간 유지한다.

· 이때 발끝이 몸에서 멀리 떨어질수록 좋다.

☞ 이 동작은 척추신경을 이완시키고 전신의 혈액순환 및 갑상선을 자극하여 신진대사를 원활하게 하는 효능이 있다.

▶11단계 : 누워서 자전거 타기

【하는 요령】

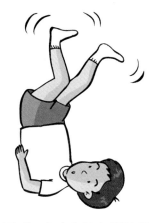

· 어깨로 선 자세에서 자전거 페달을 밟듯 양
   다리를 움직여 준다.

· 30초 정도 시행한 다음 이번에는 20초 정도
   반대방향으로 돌려준다.

☞ 이 동작은 균형감각을 증진시키고 근력을 강화하는 효과가 있다. 특히 무
릎 고관절의 성장판을 자극하여 키 크기에 큰 도움이 된다.

▶12단계 : 마무리–심호흡 조정체조

【하는 요령】

· 양팔을 좌우로 벌리며 숨을 들이마시고 토해낸다. 이렇게 하면 혈액의 흐름을
   좋게 하고 호흡작용을 유효하게 한다.

제1장

키 쑥쑥 크게 하는 생활요법 15가지

1. 키가 자라도록 하려면 일상생활을 유의해야 합니다 / 2. 어린이의 침실은 이층이 좋습니다 / 3. 딱딱한 이부자리는 키 크는 데 방해돼요! / 4.키가 크게 하는 의자의 올바른 사용법 / 5. 키가 크게 하는 올바른 자세 / 6. 키가 크게 하는 걸음걸이는 1초에 두 걸음이 적당해요! / 7. 키가 크게 하는 간단 체조 4가지 / 8. 어린이의 수면은 최소 7시간은 돼야 해요 / 9. 휴식은 키를 크게 하므로 아이 발육에 도움이 됩니다 / 10 키가 크게 하려면 스트레스를 줄이세요! / 11. 일광욕은 키크기에 도움이 됩니다 / 12. 발을 펴는 동작은 키가 크게 합니다 / 13. 자위행위를 하면 키크는 데 방해될까요? / 14. 담배의 니코틴은 키크기를 방해해요! / 15. 술도…키크기의 적이에요!

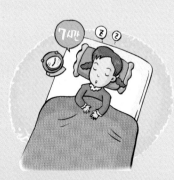

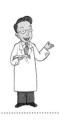

키가 자라도록 하려면 일상생활을 유의해야 합니다

늘 앉아있는 사람은 키가 왜소해진다. 키가 쑥쑥 자라도록 하기 위해서는 첫째 날마다 체조나 운동을 열심히 해야 한다.

둘째 충분한 영양을 섭취해야 한다.

셋째는 우선 환경에 유의해야 한다. 예를 들어 편안한 잠자리와 공기욕이나 일광욕 등을 적절히 행해야 한다.

여기서 잠자리는 침대와 온돌방 중에서 어느 것이 키크기에 적합할까 의문이 생길 수도 있을 것이다.

학계에서는 침대가 인체의 성장을 비교적 촉진시키는 효과가 있는 것으로 보고 있다.

온돌방 주거형태는 대부분 앉아있는 형태이다. 그러므로 일반적인 생활에서는 반드시 다리를 꼬거나 구부린 채 앉게 된다.

이 경우에는 신체의 장애를 초래하기 쉽다. 그 이유는 사람이 다리를 꼬거나 구부리면 몸의 무게 중심이 다리 또는 발에 놓이게 된다. 이로 인해 다리와 발의 혈관이 압박을 받아 혈액 순환이 악화되고 그 결과 영양의 균형을 잃게 된다. 또한 이로 인하여 골격과 근육의 신진대사가 둔화된다.

신진대사가 압박을 받게 되면 발과 다리의 발육이 장애를 일으켜 키가 성장하는 데 방해를 하게 된다.

다리를 구부리면 무릎관절과 발의 각 뼈마디도 따라서 압박을 받게 된다. 그러므로 한창 발육하는 어린이의 경우 골격 발육 불량을 초래할 뿐만 아니라 골격이 변형될 위험성도 뒤따르게 된다.

특히 앉아서 생활하는 방식은 전신의 동작을 더욱 우둔하게 만들 수가 있다. 어린이가 발육하는 기간에는 반드시 활발한 동작이 있어야 한다. 그래서 어린이에게 활동공간을 충분히 마련해주고 충분한 능력으로 활동시키는 것은 매우 중요한 일이다.

따라서 침대생활이 키 성장에 조금 더 유리할 수가 있다.

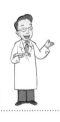

어린이의 침실은
이층이 좋습니다

어린이의 침실은 이층이 가장 좋다. 그 이유는 첫째 만일 어린이의 침실이 아래 층에 있으면 다른 가족과 함께 거주하므로 정서가 비교적 불안정해질 수 있다.

그러나 침실을 이층에 마련해놓는다면 마음의 정서가 비교적 안정되는 효과가 있다. 특히 이층은 빛도 비교적 밝으므로 정서 발달에 도움이 된다.

둘째 이 역시 중요한 이유이다. 어린이의 침실을 이층에 마련을 해놓는다면 오르내리는 사이에 저도 모르게 큰 운동 효과를 얻게 된다. 특히 계단을 오르내리면서 얻게 되는 운동의 강도는 일반적으로 걷는 것보다 1~5배 가량 높다. 예를 들어 버스 안에서 서 있을 때의 운동 강도가 1.0이면 계단을 오르내리는 데 소비되는 운동의 강도는 6.1 가량 된다.

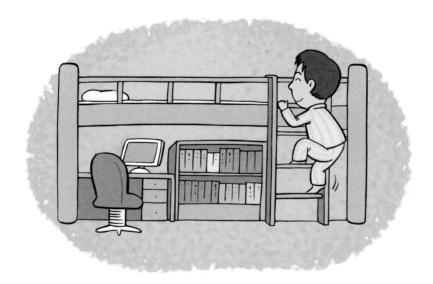

　따라서 계단을 오르내리면 에너지의 소모량이 큰 것을 알 수 있듯이 어린이의 침실은 이층에 마련하는 것이 가장 이상적이다.

　특히 도시생활에서 운동량의 부족과 편중된 영양섭취로 인하여 비만 어린이가 날로 증가하고 있는데 이는 장차 커다란 사회적 문제를 야기시킬 것이다. 아니 이미 어린이 비만은 사회 문제화 되고 있는 추세다.

　이에 대한 치료 대책은 별다른 것이 없다. 영양을 조절하고 운동으로 에너지의 소모를 증가시키는 것이 치료 비책이다.

　따라서 가장 이상적인 키 크기 방법이자, 비만을 방지하는 운동은 이층 계단을 오르내리는 것이다.

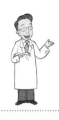

딱딱한 이부자리는 키 크는 데 방해돼요!

어린이의 침구로는 철제 스프링 침대가 가장 이상적이다. 특히 어린이가 스프링 침대에 눕게 되면 편안할 뿐만 아니라 성장에도 도움을 주게 된다.

그런데 침대에 쓰이는 이부자리가 너무 부드럽고 푹신해도 결점이 있다. 어린이가 이 같은 잠자리에 눕는다면 엉덩이 부분이 밑으로 패여 들어감으로써 척추의 모양이 자연스럽지 못하게 만들 수도 있기 때문이다. 또 깊은 잠을 이루는 데에도 방해가 되고 몸을 뒤척이는 것에도 장애를 가져와서 좋지 않다.

베개도 너무 높고 둥글면 역시 혈액순환에 장애를 가져오고 또 머리, 어깨, 목 부위에 좋지 않은 영향을 미친다.

그러므로 베개는 낮고 부드러우며 평평한 것이 가장 적합하

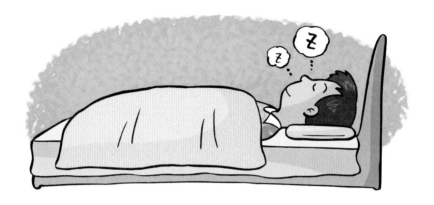

다. 이런 베개는 머리를 자유롭게 활동하게 하고 목을 자유롭
게 펼 수 있게 하여 방해를 받지 않게 한다.

　식사를 할 때나 공부를 할 때는 무릎을 항상 구부리고 펴는
운동을 하기 위하여 식탁과 의자를 이용하는 것이 좋고 또 어
린이로 하여금 실내에서 늘 운동하는 기회를 갖게 하는 것도
중요하다.

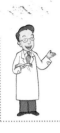

키가 크게 하는
의자의 올바른 사용법

　의자의 높이가 맞지 않으면 역시 척추뼈를 변형시키는 경우가 있다. 이 또한 키의 성장에 방해가 된다.

　그럼 의자는 어떤 높이가 가장 이상적인 높이일까? 이를 요약하면 다음과 같다.

▶의자면과 무릎밑의 높이가 같아야 한다. 만일 맨발일 때 그 의자의 높이는 무릎보다 1.5cm 가량 낮아야 한다.

▶의자면의 넓이는 대략 45~50cm이어야 하고 길이도 앉은 자세 높이와 같도록 한다.

▶의자면은 평면보다는 둔부에 적합하게 약간 패인 것이 좋다.

▶의자 등받이는 허리뼈와 조화를 이루어야 한다. 등받이의 폭은 등 부위의 폭보다 6~10cm 정도 더 넓어야 한다. 등받이는 등이 굽어진 상태와 유사한 것이 가장 이상적이다. 어린이가 앉는 의자의 등받이 높이는 가슴 뒤쪽과

평형선이 되게 해야 한다.

▶학교의 의자는 딱딱한 나무판자이고 대부분이 평면으로 된 의자이다. 앉는 사람으로 하여금 푹신하고 탄력이 있도록 하기 위해서 방석을 이용하는 것이 좋다. 그러지 않으면 어린이의 둔부 혈관이 압박을 받아서 발의 혈액순환에 장애가 생기게 된다.

특히 방석을 깔 때는 의자의 높이를 반드시 약간 낮추어야 한다. 가정에서는 스프링 의자 또는 푹신하고 부드러운 방석을 쓰는 것이 이상적이다.

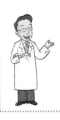

키가 크게 하는
올바른 자세

키가 자라게 하고 성장을 촉진하기 위해서는 반드시 등뼈, 발의 장골과 세포의 성분을 증강시켜야 한다.

그 중에서도 칼슘 성분을 침전하면서 부착되게 해야 한다. 골격이 뻗어나게 하는 골격의 세포도 역시 풍부한 영양분이 공급되어야 한다. 그래야만이 적당한 자극과 계속적인 증식을 이루게 된다.

예를 들어 상반신이 계속 앞으로 기울면 등의 척추뼈를 반원형으로 만들거나 등뼈가 가슴 앞에서 앞으로 굽어지게 하여 고양이 등처럼 된다.

이렇게 되면 가슴 속의 내장기관, 즉 심장이나 폐, 맥관 등도 부자연스럽게 굽어진다. 이와 동시에 혈액이나 임파액의 정상적인 흐름에도 장애가 생겨 운동할 때 신진대사의 부족을 초래하여 정맥 속 노폐물의 흐름을 어렵게 한다. 이 모두는 키크기에 좋지 못한 영향을 미친다.

좋지 못한 자세는 위장뿐만 아니라 심지어 간장, 신장, 췌장 등의 부위에도 변화를 일으키게 한다. 이로 인해 소화기관의 작용과 소화액의 분비에 나쁜 영향을 초래하게 되는 것이다.

따라서 평소 몸과 마음을 조화롭게 하는 운동을 행하고 또 신체의 상태를 좋은 상태로 유지하는 것은 키크기에 있어 상당히 중요한 역할을 한다.

그렇다면 어떤 자세가 올바른 자세일까?

이에 대한 해답은 한마디로 말해 자연스런 자세가 가장 좋은 자세라고 말할 수 있다. 해부학적으로 본다면 신체의 각 기관이 정상적인 위치를 유지할 때 생리적으로 각 기관들은 원만한 기능상태를 유지할 수가 있는 것이다.

동작에 따라 취해야 하는 올바른 자세를 요약해보면 다음과 같다.

키크기에 도움이 되는 서 있는 자세

발끝을 60도로 가볍게 벌려서 몸과 일직선을 이룬 다음 양발을 자연스럽게 모으고 손은 몸 양쪽에 둔다. 이때 시선은 앞을 똑바로 바라보고 가슴은 활짝 편다. 복부를 수축시키고 어

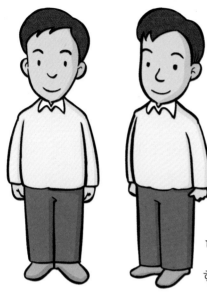

깨를 자연스럽게 내리며 전신의 근육을 유연하게 한다. 몸의 무게 중심은 앞으로 약간 기울이는 것이 비교적 적합한 자세이다.

이 자세에서 만일 아랫배의 힘을 풀어버리면 앞으로 튀어나오는 자세가 되므로 조심해야 한다. 일반적으로 알려져 있기로는 배꼽 밑 단전에 힘을 약간 주거나 배꼽 밑에 힘을 준다면 모두 척추가 펴지게 하는 것을 도와주고 아랫배에 정기도 비축할 수가 있으므로 아랫배는 반드시 수축하는 것이 좋다.

키크기에 도움이 되는 앉은 자세

일반적으로 학생이나 화이트 칼라들은 하루 24시간 동안 대부분을 앉아서 보낸다. 그런데 만일 이때 앉은 자세가 올바르지 못하면 저도 모르는 사이에 척추가 굽어지면서 건강과 키의 성장에 상당히 위협적인 요소가 된다.

이때의 올바른 앉은 자세는 상반신을 자연스럽게 세우고 의자에 앉는 것이 좋다. 몸의 무게중심은 골반 중앙에 두고 홀가

분하고 상쾌한 기분으로 앉아 있는다.

그런데 이때 주의해야 할 것은 몸 무게의 중심을 다른 부위에 두어서는 안 된다. 양 발은 자연스럽게 일직선으로 벌리고 발바닥은 땅바닥을 가볍게 밟는다. 양손은 허벅지에 두고 시선은 앞에 둔다.

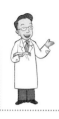

키가 크게 하는 걸음걸이는 1초에 두 걸음이 적당해요!

걷는 것은 모든 운동 중에서 시간을 가장 많이 소비하는 것이다. 또한 누구든지, 언제, 어디서든지 모두에게 적합한 좋은 운동이다.

특히 걷는 운동은 호흡과 순환기능을 촉진시키므로 전신적인 운동이기도 하다. 이런 운동은 정신적인 노력이 전혀 필요 없고 또 아무리 지속적으로 장기간 동안 계속해도 비교적 피로를 잘 느끼지 않는다. 특히 신선한 공기 또는 조용한 환경에서 천천히 걸으면 신체 발육에 큰 효과가 있다.

오늘날의 사회는 교통수단의 발달로 걸을 수 있는 기회가 많이 줄어들었다. 또 대부분의 사람들은 걷기를 싫어하기도 한다.

그 결과는 자못 심각하다. 발의 발육이 제대로 되지 않는 것은 물론 신체 기능도 점차 쇠약해져 키가 자라는 데에도 영향

을 미치게 되었기 때문이
다.

사람은 중년이 지나면
대체로 노화현상이 나타
나게 된다. 그런데 그 노화
현상은 일반적으로 발걸음부터
나타나기 시작한다. 젊었을
때의 신체 발육 또한 역시
발에서부터 시작된다.

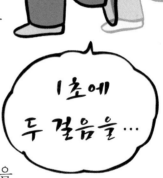

그러므로 젊었을 때 가장 중요
한 것은 발의 운동인 것이다.
발에 너무 큰 부담을 주거나
과도한 압력을 주어서는 안
되지만 적당한 운동은 꾸준히
해주어야 한다. 특히 올바른 걸음
걸이 자세도 매우 중요하다. 그러면 키 또한 정상적인 성장을
하게 되기 때문이다.

그렇다면 올바른 걸음걸이는 어떤 자세일까?

체육 전문가들이 내세우는 올바른 걷는 방식은 키를 크게
하는 이론과 서로 부합되고 있다.

키크기에 도움이 되는 올바른 걸음걸이법

· 걷는 폭은 사람의 발길이에 따라 한 걸음을 약 60~70cm 가량으로 한다.

· 빠른 걸음걸이는 1분간에 120보를 걷고 1초에 2보의 속도가 이상적이다.

· 어깨와 허리는 전후좌우로 흔들어서는 안 되며 리듬과 배합하여 가볍게 걸
  어나간다.

· 고개는 들고 가슴은 세운다.

· 발을 내디딜 때는 무릎을 약간 구부린다.

· 발끝을 정면 앞으로 내딛고 안쪽 또는 바깥쪽으로 내팔자형과 외팔자형이
  안 되게 한다.

· 걸을 때 좌우 양 발의 걸음간 간격은 5~7cm를 유지하는 게 가장 이상적
  이다.

· 고개는 단정하게 세우고 눈은 앞을 주시한다.

· 손을 양쪽으로 가볍게 흔들어 발의 운동을 도와준다.

· 진행하는 원동력은 허리를 흔드는 것에 의해야 한다. 다시 말해서 바로 허
  리에 의해 진행한다는 것이다.

· 유쾌한 마음을 가지고 온몸이 일치를 이룬 리듬에 배합하여 앞으로 나아간다.

　걸을 때 정확한 방법과 안정된 리듬에 정서가 편안한 상태
를 유지하면 키의 성장 발육에 크게 유익하다.

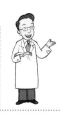

키가 크게 하는
간단 체조 4가지

  대부분의 사람들은 일상생활에서 한 가지의 고정된 자세를 유지한 채 지속적으로 오랫동안 동작을 한다. 즉 앉아서 글을 읽거나 TV를 시청하고 또는 무거운 물건을 가지고 먼 길을 가면 모두가 신체의 생리기능에 상당히 큰 작용을 초래하게 된다.

  그러나 억지로 동작을 지속적으로 행하는 것은 키를 크게 하는 성장면에서 본다면 오히려 나쁜 효과를 가져올 수가 있다.

  여기에 소개하는 키를 크게 하는 간단한 체조는 조금의 시간만 있으면 되고, 또 매우 간단하므로 일상생활에서 꾸준히 행하면 놀라운 효과를 거두게 될 것이다.

키크기 체조 ❶
의자에 앉아서 등 부위를 펴는 체조

【준비자세】

· 몸을 의자 등받이에 기댄 채 의자 앞

　쪽으로 약간 당겨 앉는다.

· 양손은 의자의 팔걸이에 가볍게

　올려놓고 앞으로 밀어낸다.

· 이때 발가락은 탁자 밑 가로뻗은 나

　무쪽으로 곧게 편다.

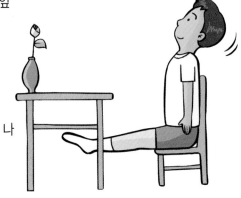

【하는요령】

· 심호흡을 한 번 한 뒤 상반신을 최대한으로 뒤로 제낀다.

· 이때 반드시 가슴을 세우고 머리는 뒤쪽 아래로 떨군다.

· 호흡이 끝나면 상반신을 천천히 일으켜 정상 위치로 회복한다.

· 호흡을 다시 한 번 행한다.

· 이때 양손은 엉덩이 양쪽에 살짝 두고는 연신 비벼대면서 고개는 앞으로 숙인다.

· 이와 같은 동작을 계속해서 10~20회 정도 행한다.

☞ 주의할 점

상반신을 뒤로 제낄 때 신체를 안정된 상태로 유지한 채 최대한으로 뒤로 제끼고 힘
을 극한까지 쓴다. 또 몸을 앞으로 기울일 때는 유쾌한 마음을 가져야 한다. 그리고
손으로 엉덩이 양쪽을 문지르고 비빌 때는 상반신과 머리를 다시 앞으로 숙인다.

일반적으로 사람들은 일상생활에서 등을 항상 앞쪽으로 굽힌 채 긴 시간 동안 일을 하고 있다. 이렇게 되면 자세가 바르지 못하여 내장이 압박을 받게 되고 혈액순환에도 나쁜 영향을 미친다. 심지어 고양이 등이 될 가능성도 있다.

이 체조를 행하면 이를 예방할 수 있고 치료도 된다. 특히 신선한 공기를 들이마시면서 체조를 진행하면 척추를 정상적인 상태로 유지시키는 것 외에 등 부위를 펴는 데에도 효과가 있다. 그리고 손이 둔부에서 마찰을 함으로써 하체의 혈액순환을 촉진시켜 역시 발의 성장 발육을 촉진하므로 키크기에 효과가 있다.

키크기 체조❷
문설주 또는 대들보를 이용한 가슴펴는 체조

【준비자세】

· 양발을 평형으로 딛고 문설주 밑에 선
  뒤 양손으로 문설주를 가볍게 잡는다.

【하는요령】

· 심호흡을 한 번 한 뒤 양팔을 앞뒤로 흔들어댄다.

· 이때 가슴 부위를 앞으로 내밀고 고개는 뒤로 제끼면서
  가슴을 세운다.

· 호흡이 끝나면 발을 내리면서 원래의 자세를 회복하면서 숨을
  내쉰다.

· 이상의 동작을 반복적으로 10~20회 정도 행한다.

주의할 점

이 동작을 할 때는 반드시 호흡과 배합을 이루어야 하고 반복적으로 리듬성 있는 운동을 행한다. 가슴을 세울 때는 힘껏 한다.

효과

이 동작은 앉아서 행하는 동작과 다르다. 이런 동작은 전신의 혈액순환을 촉진시키게 된다. 그리고 가슴을 펴는 운동을 행하면 평소 앞으로 굽어진 자세를 정상으로 회복시킬 수가 있고 또 기능이 압박을 받는 것을 방지할 수가 있다. 그리고 정상적인 척추 발육과 키를 성장시키고 자라도록 촉진하는 데에 큰 도움이 된다.

키크기 체조❸
기둥으로 가슴을 확장하는 체조

【준비자세】

· 벽 또는 기둥 앞에 선다.

· 먼저 몸 왼쪽을 기둥에 대고 선다.

· 이때 왼손은 기둥으로 뻗으며 어깨와 같은 높이로 하고
  손은 수평을 이루어 머리와 직각을 이루게 한다.

· 오른손은 자연스럽게 내린다.

【하는요령】

· 심호흡을 한 번 행한 뒤 오른손을 옆으로 쳐들어 머리

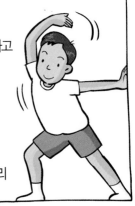

쪽으로 들어올리면서 왼쪽으로 돌려준다.

· 이때 가슴의 위쪽은 오른쪽으로 내민다.

· 머리는 왼쪽으로 기울이고 호흡을 하면서 오른손을 옆으로 휘두른다.

· 이와 동시에 왼손은 신체의 옆쪽에서 휘두르고 나서 상반신을 다시 자연스러운
  자세로 회복한다.

주의할 점

이 동작은 오른쪽으로 행하는 가슴 확장운동으로 그 효과가 매우 좋다. 위로 휘두르는 오른팔은 팔꿈치를 폈다 굽혔다 하면서 좌우로 휘두르는 동작을 두 번 행한다. 이때 왼팔과 팔꿈치 부위도 반드시 서로 배합을 이루어 빙글 돌리는 동작을 2번 행한다. 또한 리듬과 박자에 따라 오른쪽 가슴을 편다.

이 동작을 끝낸 뒤 오른쪽으로 돌아 몸의 오른쪽을 기둥에 대고 똑같은 요령으로 오른쪽 가슴을 펴며 확장시키는 운동을 행한다.

여러 가지의 운동을 교대로 반복, 진행하는 게 좋고 한 가지 운동을 지속해도 된다. 그러나 횟수는 각각 10~20회가 적당하다.

운동을 끝낸 뒤에는 양팔을 몸 옆에 휘둘러댄다. 이때 몸의 안쪽은 손바닥으로 두드리면서 소리를 낸다.

이렇게 하면 운동에 리듬감이 있을 뿐만 아니라 또한 발에 자극을 가하여 쾌감을 느끼게 한다.

이 동작을 꾸준히 실천하면 척추를 건강하게 할 뿐만 아니라 발육을 촉진시킨다. 또한 척추가 왼쪽이나 오른쪽으로 굽어지는 것을 방지하는 효과도 기대할 수 있다.

키크기 체조❹

잠자리에서 행하는 양발 체조

발은 하루종일 우리 몸을 지탱해주는 기둥이다. 따라서 종종 발이 몸의 무거운 압력에서 벗어나도록 해주어야 한다.

그럴 때는 발을 빙글 돌리는 운동을 행한다.

【준비자세】

· 잠자리에 누운 채 양 발을 가볍게 편다.

· 그런 다음 상반신을 일으키는 데 허리까지 세운다.

· 양손 손바닥은 허리 뒤쪽 골반에 두어 몸을 지탱하게 한다.

【하는요령】

· 양발을 자전거 페달을 밟는 것처럼 빙글 돌려준다.

· 속도는 때로는 빠르게, 때로는 느리게 한다.

· 처음에는 2~3분 지속시키고 습관이 되면 시간을 끌어가면 된다.

하루종일 무거운 압력에 시달린 양 발의 피로를 풀어줄 수가 있다. 또한 허리나 발 관절, 뼈끝의 성장선을 촉진시킨다.

특히 이 체조는 두 다리를 흔들어주므로 신체 하부의 혈액과 임파액의 순환이 잘 되도록 자극하는 효과가 있기도 하다.

이상의 체조는 날씨나 시간의 제한을 받지 않기 때문에 일상생활에서 언제든지 행할 수가 있으므로 늘 꾸준히 하는 것이 좋다.

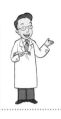

어린이의 수면은 최소 7시간은 돼야 해요!

　일반적으로 키가 크게 하는 요소 가운데　잠, 휴식, 일광욕 등 생리적인 행위는 반드시 필요한 것들이다.

　종종 잠꾸러기 아이들은 키가 빨리 자란다는 말을 많이 듣게 되는데 이는 두 가지 근거를 가지고 있다.

　그중 하나로 잠을 잘 때는 발이 완전히 해방된다는 점이다.

　척추뼈와 발 부위가 긴장상태를 벗어나게 됨으로써 자연스런 자세로 누워 있으면 그 관절은 계속 성장하게 된다.

　비록 체중이 40~50kg에 불과하다 하더라도 완전히 체중을 지탱하는 발과 척추뼈가 낮동안 받는 부담은 상당하다.

　그러므로 잠을 잘 때는 발을 최대한 편안하게 해주어야 하고 그래야만이 관절과 뼈끝의 연골로 하여금 자연성장의 기회를 갖게 할 수 있다.

이상과 같은 이유를 근거로 보
면 아침에 일어날 때 밤보다
약 0.5cm 가량 자라난 경우
가 있고 심지어 1cm를 넘
을 때도 있다.

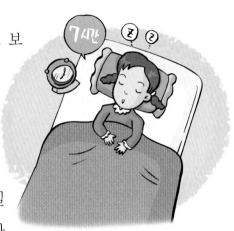

평소 편안한 잠자리에서 일
어났을 때 키를 재어보면 간
밤의 키보다 1.5cm 정도 자란 것을 발견하게 될 것이다.

그러므로 키가 크게 하기 위해서 침대에서 잔다면 척추와
발 관절이 펴지는 데에 상당히 큰 도움이 될 것이다.

둘째 이유로는 잠의 생리적인 기능에 의한다.

일반적으로 잠을 자는 기간에는 충분한 휴식을 취할 수 있
어 신체의 노폐물이 배출되고 새로운 조직이 생겨나게 한다.

키가 자라나게 하는 것은 주로 연골세포의 증식에 있다. 그
렇게 되면 키가 커질 뿐 아니라 이와 동시에 신체 내부의 내
장기관도 충분한 발육효과를 거두게 된다.

따라서 척추가 충분히 펴지게 하고 키가 크게 하며, 또 세포를 새로
생성시키는 에너지를 비축하려면 반드시 7시간 이상은 자야만이 효
과적으로 진행될 수 있다.

그런데 수면 시간이 아무리 길어도 숙면을 이루지 못한다면 아무 소용이 없다. 특히 짧은 시간 안에 수면의 최고 효율을 거두기 위해서는 반드시 심도높은 숙면이 있어야 한다.

키의 성장을 촉진시키기 위하여 사실 깊은 잠을 잘 필요가 있다. 잠 잘 때 자극을 감소시켜 악몽을 꾸지 않도록 해야 한다. 그렇게 하지 못하면 효과가 낮아지게 된다.

일부 사람은 자기가 꾸는 꿈은 계시가 있어 신비성의 가치가 있다고 말하는 데 사실상 그것은 터무니 없는 논리이다. 꿈을 꾼다는 것은 대뇌의 일부가 깨어 있으며 잠들지 않았다는 것을 표시하는 것이다.

또 비록 긴 시간 잠을 잤다 하더라도 그 다음날 아침 잠에서 깨어났을 때 피로를 느낀다면 이 역시 대뇌가 깨어 있었다는 증거이다.

그러므로 편안하게 깊은 잠에 빠져드는 것이 가장 이상적인 수면이고 그렇게 될 때 키크기에도 좋은 영향을 미치게 된다. 특히 이때 잠자리에서 등 부위를 펴는 체조를 행한다면 몸을 따뜻하게 하고 정신적인 긴장상태를 해소시켜 깊은 잠에 빠지게 한다.

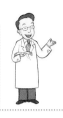

휴식은 키를 크게 하므로
아이 발육에 도움이 됩니다

키가 크게 하는 조건 중에는 잠 외에 적당한 휴식이 반드시 필요하다.

성장 발육의 에너지는 음식에서 섭취되는 에너지보다 그 소모가 크다. 그러므로 반드시 합리적인 에너지 비축을 해서 신체의 각 조직에 공급해야 한다.

그러나 일상생활이 상당히 바쁜 데다 정서도 긴장돼 있는 경우가 많아 날마다 쓸데없이 많은 에너지를 낭비하고 있다.

사람이 일단 피로해지면 모든 신체 활동이 둔화된다. 이때는 수면도 방해를 받아 정서가 불안정하고 신경과민의 경향도 나타나게 된다.

그러므로 바쁜 생활 중에는 반드시 쉬는 휴가가 있어 적절히 쉬어주어야 한다. 몸과 마음이 피로하고 고통스러울 때는 반드시 쉬도록 해야 한다.

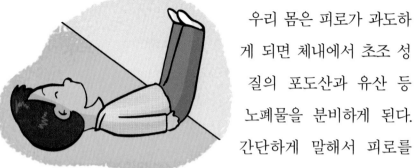

우리 몸은 피로가 과도하게 되면 체내에서 초조 성질의 포도산과 유산 등 노폐물을 분비하게 된다. 간단하게 말해서 피로를 일으키는 물질이 인체에 미묘한 생리작용을 일으켜 장애를 발생시키는 것 뿐만 아니라 과도한 피로는 다시 피로를 축적시켜 신체를 구성하는 조직을 파괴하고 손상시키며 또 소모시키는 것이다.

특히 발육기에 있는 청소년에게는 건전한 신체의 성장에 큰 장애를 가져다주게 된다.

그러므로 만성피로는 키의 성장 발육에 백해무익이다. 그래서 적절한 휴식은 성장 발육에 있어 가장 중요한 조건이 된다.

더욱 적절한 것은 대낮에 적당한 장소를 찾아 누워서 발을 높이 쳐들어 올리면 좋다. 이렇게 하면 몸과 마음이 휴식을 얻을 뿐만 아니라 발을 반복적으로 높이 쳐들어 올리면 키의 성장에도 유익하다.

발로 하여금 무거운 압력에서 잠깐동안이라도 벗어나게 하는 것이 바로 키가 크게 하는 성장 발육의 비결이다.

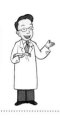

키가 크게 하려면
스트레스를 줄이세요!

　우리들은 이루 헤아릴 수도 없는 많은 갈등과 스트레스를 접하며 살고 있다. 특히 청소년 시기엔 아직도 자신의 의사를 결정하는 데 경험이 부족하여 작은 일들도 크게 느끼는 대단히 민감한 시기이다.

　그런데 스트레스가 너무 심하게 되면 성장기 청소년들의 성장을 가로막는 암적인 존재가 되어 키가 제대로 자라지 못하게 하는 것으로 지적되고 있다.

　대체적으로 공부도 잘하고 가정이나 학교에서 모범생으로 통하는 학생들이 문제아보다 더욱 심하게 스트레스를 받는 것으로 나타났는데, 모범생인 그들은 남모르게 심한 스트레스 속에서 생활하는 경우가 많았다.

　이러한 스트레스가 심한 경우에는 다른 결함이 없는 데도

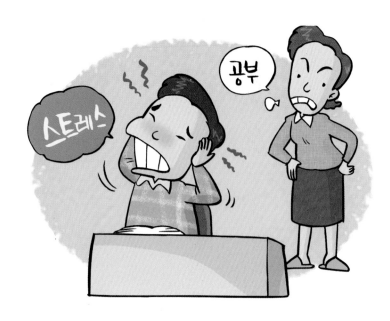

불구하고 성장호르몬의 분비가 급격하게 감소하여 성장호르몬 결핍증 환자에서와 같이 성장호르몬 분비가 정상 수준의 1/3 이하로 떨어졌다.

또 스트레스가 심한 상황에서는 신체 면역력이 낮아져서 질병에 쉽게 걸리는 등 건강을 유지하기가 어렵다.

일체유심조一體唯心造, 즉 모든 것이 마음 먹기에 달려있다. 항상 긍정적인 사고를 갖도록 노력해야 한다. 긍정적인 사고를 갖게 되면 스트레스를 충분히 이겨낼 수 있다.

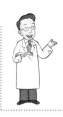

일광욕은 키크기에 도움이 됩니다

적당한 일광욕이 피부에 유익하다는 사실은 널리 알려진 것이다. 그런데 일광욕은 또한 키크기에도 놀라운 효과가 있다.

피부 표면이 햇빛을 받으면 체내의 물질대사가 촉진되고 세포 활성화를 가속화 시키게 된다. 또한 일시적인 산소와 이산화탄소의 대사로 인해 호흡량을 증가시키게 된다.

그 결과 키가 크게 하는 데 도움이 된다. 키가 크게 하고 성장발육이 촉진되는 것은 체내의 신진대사가 원활히 되고 또 세포 증식과 발육이 이루어진 결과이기 때문이다.

그리고 햇빛 속에 들어있는 자외선은 골격을 건강하게 하여 곱추병의 발생을 방지하는 효과가 있기도 하다.

이것은 피부 속에 비타민 D가 있기 때문이고, 이는 자외선에 노출되면 활성 비타민 D가 되어 골격의 발육 성장에 도움을 주게 된다.

신체가 자외선에 노출되면 혈청 속의 칼슘은 증가하고 칼륨은 감소하게 된다. 이러한 현상은 골세포의 신진대사가 활성화되는 데 도움을 주게 된다.

햇빛에는 또 인과 인산염 등 무기질의 침적을 증진시키는 작용이 있다. 즉 칼슘과 인은 체내 골격의 구성분자가 형성된다는 것이다.

그러므로 이로써 알 수 있는 것은 햇빛이 인체의 발육에 상당히 큰 효과가 있다는 사실이다.

이밖에도 햇빛 속의 자외선은 신경질환, 일반 허약체질을 개선하는 데 큰 효과가 있다. 그리고 햇빛은 또한 혈액 속의 적혈구를 증가시키고 피부의 교감신경 활동을 촉진한다. 혈압을 내리고 호흡중추신경을 흥분시키므로 심호흡 등의 작용에 도움을 주게 된다.

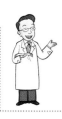

발을 펴는 동작은 키가 크게 합니다

만일 작은 발을 크게 만들려면 매일 50m 달리기를 하면 된다.

발의 성장을 촉진하는 방법은 결코 쉬운 문제는 아니다. 키와 체격의 발육을 장기간 동안 연구한 결과 발을 성장시키는 방법은 발을 펴주면 된다는 것이다.

그러나 사람마다 발이 달라 평발, X형 발, O형 발 등이 있기 때문에 불량한 발을 바로 잡으려면 다음과 같은 방식을 실천해야 한다.

첫째 발이 과부하를 받지 않게 하거나 억지로 무거운 중량에 부담을 느끼지 않도록 해야 한다. 그러면 발이 자연스럽게 성장하게 된다. 발의 뼈 가운데 장골과 뼈 끝의 성장선에 너무 과중한 압력이 가해지면 키가 크는 데 좋지 않은 영향을 미치게 되므로 각별히 조심해야 한다.

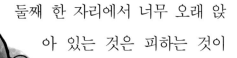

둘째 한 자리에서 너무 오래 앉아 있는 것은 피하는 것이 좋다.

왜냐하면 무릎관절이 굽히게 되면 전신의 무게 중심이 거기를 짓누르기 때문이다. 그리고 그런 자세에서는 대부분 움직일 수가 없기 때문에 발이 받는 압력은 상당히 크게 된다.

그러므로 잠시 앉았다가 곧 일어나 걸으면서 몸의 자세를 조절하여 발로 하여금 압력에서 해방되게 해야 한다. 그래야 발의 성장이 촉진된다.

어릴 때부터 아이들에게 집안의 가벼운 일을 돕도록 하면 발의 발육이 비교적 빨라지는 것으로 알려져 있다.

셋째 장거리 보행이나 질주, 무거운 물건을 들거나 장시간 동안 일을 하면 발이 가로로 성장한다. 이때는 반드시 발 끝을 쳐들고 문지르면서 쉬게 하거나 지압을 가하도록 한다. 그러면 피로가 해소된다. 특히 발을 샤워시키는 것이 가장 좋은 방법이다.

발이 커지도록 성장을 촉진하기 위해서는 합리적인 운동을 하면 된다. 즉 조깅이나 달리기, 단시간의 수영, 에어로빅, 농구, 야구, 탁구, 또는 맨손체조 등이다.

만일 매일 50m씩 조깅을 한 뒤 발을 쉬게 하면 이것이 바로 가장 효과가 있는 자극이 된다.

그리고 발을 성장시키려면 일상생활 습관이 중요하다. 그 방법은 매우 간단하여 일상생활 속에서 손쉽게 활용할 수 있는 이점이 있다. 이를 요약하면 다음과 같다.

키크기 도와줘요!
발을 성장시키는 법

· 너무 무거운 물건을 들지 않는다.
· 될 수 있는 한 장시간 동안 서 있거나 걷지 않는다.
· 영양을 충분하게 보충한다. 즉 비타민 D 등이다.
· 경쾌한 운동을 행한다.
· 날마다 발을 세심하게 씻으며 교정운동을 한다. 즉 발목을 높이 들고 무릎을 약간 굽히거나 발 끝으로 걷고 맨발로 평행대를 걷는 것 등을 하는 것이 좋다.
· 맨발로 부드러운 모래땅 또는 풀밭에서 걷는다.
· 장시간 동안 슬리퍼를 신지 않도록 한다.
· 신발 앞 부분이 너무 조이지 않게 해야 한다. 발가락이 짓눌리지 않도록 하는 것이다.
· 발을 문지르거나 전기자극요법을 행한다.
· 만일 발의 골격에 질병 또는 이상이 생기면 서둘러 치료를 받아야 한다.

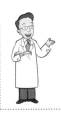

자위행위를 하면 키크는 데 방해 될까요?

자위행위가 키가 크는 데 장애가 되는가?

사춘기에 접어든 청소년은 성호르몬의 분비가 왕성해지고 성적 활동도 강화된다. 그리고 근래에 와서는 청소년들의 조숙현상이 두드러지게 나타나고 있는 추세다. 그 결과 성기능의 발육 또한 연령적으로 계속 높아지고 있는 실정이다.

50년대 이전은 여성의 첫 월경이 15세 무렵이었지만 최근에 와서는 이미 12세에도 월경이 나타나고 있다. 그리고 여성의 정신적, 생리적인 면에서 성의 성숙이 비교적 일찍 이루어지고 제 2의 성적 특징도 일찍 나타나는 경향을 띠고 있다.

남성의 경우도 마찬가지이다. 남성의 경우는 목소리가 변하면 제 2의 성징조가 뚜렷하게 나타나게 된다. 또한 성에 대한 인식도 날로 앞당겨지고 있다.

특히 최근에 와서는 영양은 계속 좋아지고 있지만 운동과 노동량은 심각한 부족현상을 빚고 있다. 그 결과 체력의 소모와 신체가 피로해지는 기회도 점차 줄어들고 있다. 게다가 대중매체가 가져다주는 성에 대한 자극의 범람으로 성에 대한 호기심과 접할 기회가 더욱 많아졌다.

이 같은 상황 아래서 사춘기에 있는 많은 청소년들은 자위행위와 키 관계의 문제에 대해 상당히 곤혹스러워 하고 있다.

먼저 긍정적으로 볼 수 있는 것은 자위행위가 키의 성장에는 별로 방해가 되지 않는다는 것이다. 자위행위로 가져오게 되는 영향은 생리적인 면과 심리적인 면으로 나눌 수가 있다.

우선 생리적인 면부터 살펴보기로 하자.

자위행위는 남성호르몬은 분비되지만 정액은 간직하는 일종의 행위를 말한다. 키가 자라게 하고 체격 형성을 증진시키는 호르몬은 남성호르몬인데, 남성호르몬에는 성욕을 촉진시키는 기능도 있어 자위행위가 바로 그 작용에 의해 일어나는 것이다.

그런데 자위행위는 비록 남성호르몬을 소모시키지만 키의 성장과 발육에는 장애가 되지 않는다. 왜냐하면 자위행위가 있은 뒤 필요없는 남성호르몬을 분비시키지 않기 때문이다.

그러므로 호르몬에 있어서 자위행위가 키의 성장에 나쁜 영향을 미치지는 않는다고 할 수 있다.

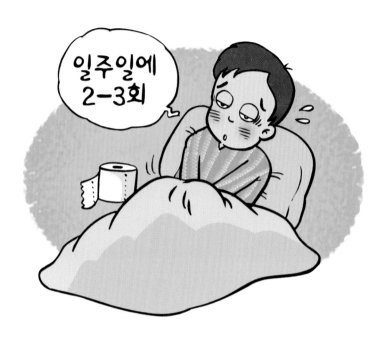

그 다음은 자위행위로 사출된 정액과 에너지의 소모에 대해
알아보기로 하자.

일반적으로 자위행위로 사출되는 정액은 약 2~6cc 정도 된
다. 그 중에 단백질은 0.14mg으로 그 함량이 매우 적다. 그리고
자위행위로 소모되는 체력도 약 2~3 칼로리에 불과하다.

그러므로 키의 성장에 있어서 전혀 영향이 없다.

이상의 설명에서 자위행위가 키의 성장에 영향을 미치지는
않음을 알 수 있다.

심리적인 면에서 본다면 자위행위가 청소년에게 미치는 영
향은 생리적인 장애와 자기에 대한 주위환경의 견해도 포함이

된다.

청소년들에게 말하고 싶은 것은 자위행위를 했다고 해서 절대로 생리적인 장애를 초래하지는 않는다는 점이다. 가장 중요하고 또 관심을 갖게 하는 것은 바로 자위행위가 청소년들에게 가져다줄 수 있는 정신적인 압력과 스트레스이다.

그리고 그와 같은 정신적인 스트레스가 바로 키의 성장과 발육을 저해하는 주범임을 알아야 한다.

여성의 자위행위도 똑같은 상황이라고 할 수 있다.

여성의 행위는 남성처럼 자위행위로 정액은 배출되지 않는다. 그러므로 여성은 남성처럼 미량의 단백질이 상실되지 않는다. 그러나 남녀에게 나타나는 공통적인 현상이 있다. 그것은 바로 자위행위가 과다하면 정신적으로 상당히 큰 부담을 안게 된다는 것이다.

만일 1주일에 2~3회의 자위행위일 때는 별로 문제가 되지 않는다. 그러나 이보다 횟수가 과다하면 심리적으로 죄악감이 일어나게 될 것이다.

그러므로 자위행위는 지나쳐서는 절대 안 된다.

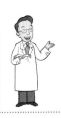

담배의 니코틴은 키크기를 방해해요!

담배와 술은 사람의 몸과 마음이 정상적인 발육을 하는 데 있어 엄청난 독이다.

그러므로 미성년자의 흡연과 음주만큼은 엄격하게 규제해야 할 것이다.

담배 속의 니코틴은 교감신경과 부교감 신경에 흥분작용을 일으키고 결국에는 몸을 마비시키게 된다. 그러므로 알코올과 니코틴은 발육과 연관이 있는 호르몬 계통에 대해 심각한 영향을 미치게 된다.

특히 심장 박동과 소화액 분비에 있어 좋지 않은 작용이 있어 키의 성장과 발육에 직접적인 영향을 미치게 된다.

그리고 대기 속의 일산화탄소는 공해의 주범 중 한 가지이다. 사실상 이들 공해를 담배 속의 일산화탄소 함유량과 비교해 보면 너무나 미미한 수준이다. 만원버스 또는 번화한 거리의 공기 속에 함유돼 있는 일산화탄소의 양은 0.01%밖에 안 되지만 담배 속에는 4% 정도를 함유하고 있다.

일산화탄소는 혈액의 독이다. 이것이 적혈구와 결합되면 신선한 산소의 운반과 공급을 방해하게 된다. 이로써 성장 발육에 좋지 않은 영향을 미치게 된다. 그리고 일산화탄소가 많을수록 운동신경이 마비되어 움직일 수가 없게 된다.

그러므로 키의 성장 발육 측면에서 본다면 지극히 나쁜 영향을 미친다고 할 수 있다.

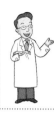

술도…
키크기의 적이에요!

적은 양의 술은 마시면 정신이 상쾌하고 식욕도 증가된다.

그러나 음주의 양과 방법은 키의 성장과 발육에 있어 적지 않은 영향을 미친다. 그래서 미성년자에게 술을 금지시키는 것은 당연한 일이다.

술에 들어있는 유해물질 가운데 특히 알코올은 중추신경계통에 작용할 뿐만 아니라 심장과 위장기능에도 영향을 미친다.

그러나 신체에 대한 알코올의 가장 큰 영향은 바로 간장기능을 약화시키므로 키의 성장 발육에 있어 가장 큰 적이 된다는 점일 것이다.

알코올은 음식 가운데 가장 빠르게 위와 장에 흡수된다. 그러므로 술을 마신 뒤 몇 십 분이 지나면 알코올의 농도가 올라가게 되는데, 간장의 기능은 바로 혈액 속의 알코올 함량을 흡수한 뒤 종합적인 소독, 즉 간장이 알코올 성분을 이용하여 효소를 산화시키고나서 해가 없는 이산화탄소를 물로 용해시키게 된다.

그런데 그 과정 속에서 독이 있는 아세트알데히드를 생성시키게 된다. 아세트알데히드는 간장에 해독을 끼치는 것 외에도 기타 내장기관에 좋지 못한 영향을 미치게 된다.

그러므로 과다하게 술을 마시면 간장의 부담을 가중시켜 간장의 기능을 저하시키고, 과부하로 인해 각종 질병이 생기게 된다.

간장은 성장 발육에도 밀접한 관계가 있다. 달리 말해서 간장은 인체의 성장 발육에 상당히 중요한 역할을 담당하고 있다는 것이다.

간장의 생리적 기능은 다음 몇 가지로 나눌 수가 있다.

▶간장은 지방의 소화 · 흡수에 대하여 중대한 영향이 있고, 또한 담즙도 분비한다.

▶신체 발육에 있어서 간장은 중요한 혈장단백과 섬유질을 결합시킨다.

▶간장은 묵은 적혈구를 파괴하고 원만한 물질대사를 이루어낸다.

▶간장은 남아도는 포도당을 간 전분 또는 지방 등으로 분해해서 저장하여 성장에 필요한 물질을 만들어낸다. 또한 아미노산에서 단백질을 분해한다.

▶간장은 각종 해독작용이 있으므로 유해물질을 분해시킨 뒤 해가 없는 물질

로 바꾸어 담즙 또는 소변을 통해 배설시킨다.

아무튼 간장은 물질대사 중에서 가장 중요한 기관으로 인체의 화학공장이라고도 할 수가 있다. 만약 간장의 작용을 보호하고 그 기능이 상실되지 않도록 하기 위해서는 술을 과음하는 습관은 반드시 버려야 한다. 술을 적당히 마셔야 키의 성장과 발육에도 장애가 안 되므로 이점은 각별히 유념해야 할 것이다.

제 8 장

롱다리는
잠꾸러기!

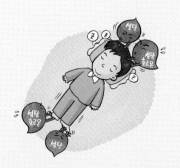

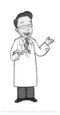

롱다리는 잠꾸러기

잠은 몸을 움직이지 않고 체온을 낮춰 낮 동안 써버린 에너지를 보충하는 에너지 보전 기능과 중추신경의 발달에 중요한 역할을 한다.

그러나 최근 현대인들은 과중한 업무와 학업적인 스트레스로 인하여 깊은 잠을 취하지 못하고 있다.

수면장애는 흔히 불면증 호소와 총 침상시간을 증가시킴으로써 낮의 활동위축과 피곤을 초래하여 삶의 질을 저하시킨다.

또한 잠 부족은 피곤, 혼돈, 정서불안과 집중력 장애 등의 현상을 보이고, 장기간의 잠 부족은 현훈, 정서불안, 주의력장애, 감각장애, 일시적 수전증을 초래한다.

특히 성장호르몬 분비와 야간 수면의 양상과의 관계를 polysomnography를 이용한 연구로 알아본 결과 성장호르몬

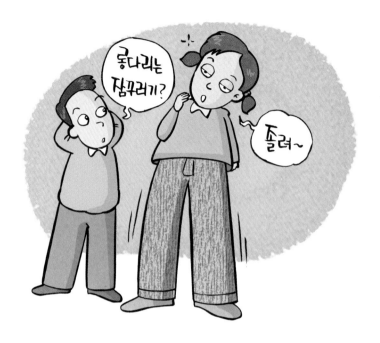

결핍증 환자가 비정상적인 REM 수면을 보이며, 쌍생아들을
대상으로 키에 대한 수면의 유전적인 영향을 살펴본 연구에서
도 깊은 숙면의 단계인 서파수면의 차이가 있었다.

따라서 성장기에 서파수면을 취하지 못하는 것은 성장에 큰
장애요인이 되는 것이다.

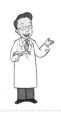

키가 크게 하는 데는
잠의 질이 중요합니다

하루 중 7~8시간의 수면을 취한다 해도 수면의 내용을 보면 약 90분을 주기로 4~6회 반복됨으로써 하룻밤의 수면을 이룬다.

이러한 수면의 단계는 크게 렘(REM : 빠른 주파수) 수면시기와 비렘(Non-REM : 느린 주파수) 수면시기로 나누는데, 꿈을 꾸는 수면단계는 렘 수면단계이고, 비렘 수면단계에서는 보통 꿈을 꾸지 않는다.

대략 잠의 30%를 꿈꾸면서 보내고 20%는 깊은 잠을 자며, 나머지 50%는 얕은 잠을 잔다.

비렘 수면시를 뇌파의 유형에 따라 1~4단계로 구분하며, 단계가 진행될수록 깊은 수면을 의미한다. 특히 3, 4단계를 서파수면이라고 하는 데 이 단계에서 성장호르몬의 분비가 증가

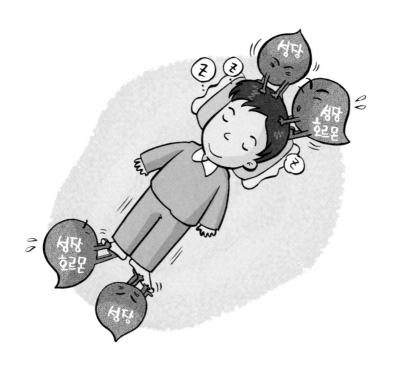

되어진다.

따라서 키가 크게 하기 위해서는 수면의 질이 무엇보다 중요하다.

이때 가장 중요한 것은 잠을 잘 때는 반드시 숙면을 취하라는 것이다.

성장과 관련된 수면환경의 경우 잠자리에 드는 시간도 매우 중요하지만 자는 동안 숙면을 취하는 것이 무엇보다 중요한 요소다.

일반적인 수면 건강과 관련하여 볼 때에도 수면의 절대적인 양보다는 수면의 질이 정신적으로나 신체적인 건강에 훨씬 더 중요한 데, 이것을 잠의 효율성이라고 한다.

잠의 효율성은 %로 계산되며, 높을수록 효율적인 잠을 잔다는 뜻이 된다. 계산 방법은 다음과 같다.

※잠의 효율성 계산법

(순수하게 잔 시간 ÷ 잠자리에 누워 있던 시간) ×100(%)

일반적으로 85%가 안 되면 잠의 효율성이 나쁜 것으로 보지만, 본인이 생활하는 데 불편함을 느끼지 않는다면 문제가 되지는 않는다.

하지만 잠자리에 드는 시간과 일어나는 시간을 항상 규칙적으로 지키는 것이 무엇보다 중요하다.

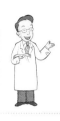

잠 부족은 성장 저하뿐 아니라 건강 해치는 주범이에요!

잠이 우리 몸에 반드시 필요한 이유는 많다.

첫째 인간은 잠을 잠으로써 육체적으로 정리와 준비를 할 수 있다.

잠은 낮 동안의 생존기능과 본능적 보존기능을 잘 할 수 있도록 준비시키고 조절하며 연습하도록 하기 때문이다.

둘째 잠은 성장발육을 돕는다.

잠은 뼈나 근육, 신경계의 성장 발달에 필수적이다. 그래서 REM sleep(급속안구운동/렘수면)은 특히 신경계의 성장 발달이 왕성한 신생아에서 더욱 활발하다.

셋째 잠은 조직을 회복시킨다.

낮 동안 소모되고 손상된 부분, 특히 뇌를 회복시켜 주는 기능이 가장 중요한 잠의 기능 중 하나이다.

넷째 잠은 기억을 정리한다.

특히 렘 수면이 낮 동안 학습된 정보를 재정리하여 불필요한 것은 버리고 재학습 및 기억시키는 기능을 한다.

다섯째 잠은 감정을 순화한다.

이렇듯 중요한 것이 잠이다. 그런 탓에 만약 잠이 부족한 수면부족이 되면 우리 몸에 좋지 않은 영향을 미치게 된다.

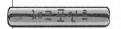

잠이 부족할 때 나타나는 증상들

▶성장호르몬의 분비를 저하시킨다.

성장기 청소년의 경우 잠자는 동안 분비되는 성장호르몬의 양은 하루 중 분비되는 양의 약 70% 정도인데, 수면 부족은 정상적인 성장호르몬의 분비를 저하시켜 성장을 방해한다.

▶정신적 활동 능력을 저하시킨다.

평소보다 네 시간을 못 자면 반응 속도는 45%가 느려지고, 하룻밤을 전혀 안자고 꼬박 새우면 반응시간이 평소의 두 배로 길어지게 되므로 즉흥적인 반응이나 재치, 순발력, 창의력 등을 요구하는 직업에 종사하는 사람은 충분한 높은 질의 수면이 매우 중요하다.

▶우울해지고 짜증이나 화를 잘 내기도 한다.

며칠간 잠을 못 자거나 깊은 잠을 취하지 못하면 지각력과 판단력이 저하되고 심리적으로 안절부절 못하며 공격심이 증가하게 된다.

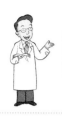

성장호르몬은 잠을 잘 때 분비량이 많아져요!

키가 쑥쑥 크게 하는 성장호르몬은 수면 초반부에 최대치를 보이는 경향이 있으며, 깊은 잠을 자는 동안에 성장호르몬이 많이 분비된다.

따라서 성장호르몬의 분비를 높이기 위해서는 수면 시간의 확보와 함께 수면의 깊이가 중요하다.

이에 따라 아무리 오랜 시간 잠을 자도 잠자리 주변이 시끄럽거나 불편하면 숙면이 방해되어 성장호르몬의 분비가 적어 키가 크는 데 방해가 된다.

따라서 키가 크게 하기 위해서는 숙면을 취해야 하고, 어린이가 숙면을 취하는 데 도움이 되는 생활요법을 요약하면 다음과 같다.

키 크는 데 도움이 되는 생활습관

▶성장호르몬은 취침 후 1~4시간에 가장 많이 분비된다.

▶깊은 수면인 서파수면을 취할수록 성장호르몬의 분비가 촉진된다.

▶카페인은 흥분제이기 때문에 취침시간 4~6시간 전에는 커피, 콜라, 초콜릿 등 카페인이 들어간 음식은 섭취하지 않는다.

▶가벼운 간식을 먹는 것은 잠이 드는 데 도움이 될 수 있지만 자기 전에 너무 많은 양의 음식을 섭취하는 것은 숙면을 방해하므로 삼간다.

▶취침시간 3~4시간 전에는 운동을 심하게 하지 않는 것이 좋다. 하지만 오후 늦게 규칙적인 운동을 하는 것은 숙면을 취하는 데 도움이 된다.

▶침실 환경은 조용하고 어두우며 적당한 온도를 유지해두는 것이 좋다. 요는 어느 정도 두꺼운 것이 좋으며 이불은 얇고 가벼운 것이 좋다.

▶목욕은 심신의 긴장을 풀어주기 때문에 수면에 도움이 된다. 자기 전에 목욕할 때는 40도 정도의 뜨겁지 않은 온도로 하는 것이 좋다.

쾌적한 잠자리를 위한 침실조건

· 온도: 20℃, 습도: 50~70% · 침대는 조금 딱딱한 느낌의 것

· 이불은 너무 무겁지 않은 것 · 베개는 낮은 듯하면서 평평한 것

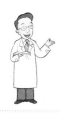

잠 잘오게 하는 영양소
"키 크기에 도움돼요"

키가 크게 하는 성장호르몬이 잠을 자는 동안 많이 분비되기 때문에 잠은 키크기와 직접적인 관계가 있다.

따라서 평소 어린아이의 경우 충분한 수면을 취하도록 도와주는 것이 중요하다. 또 잠을 잘 때는 깊은 숙면을 취할 수 있도록 유도해야 한다. 이때 도움이 되는 식품을 소개하면 다음과 같다.

숙면 취하려면…
멜라토닌 함유량이 높은 식품을 먹는다

멜라토닌은 우리 몸이 잠들 수 있도록 준비시켜주는 물질이다. 따라서 평소 멜라토닌 성분이 많이 함유된 식품을 먹으면 잠이 잘 온다.

이러한 음식으로는 귀리, 사탕수수, 쌀, 생강, 토마토, 바나나, 보리 등이다.

숙면 취하려면…
칼슘 함유량이 높은 식품을 먹는다

칼슘은 사람의 정신상태를 진정시키고 안정시키는 효과가 있다. 따라서 칼슘이 결핍된 사람은 초조하고 불안하며 분노를 잘 일으키고 사사건건 따지기를 좋아한다.

이러한 칼슘이 많이 함유된 음식으로는 뼈재 먹는 생선이나 계란, 해조류, 유제품 등이다.

숙면 취하려면…
트립토판이 많이 함유되어 있는 식품을 먹는다

트립토판은 멜라토닌 합성의 기본분자이며, 송과선에서 세로토닌을 거쳐 멜라토닌으로 합성된다.

이러한 트립토판이 많이 함유되어 있는 식품으로는 말린 스피루리나, 콩과 견과류, 우유로 만든 흰 치즈, 닭의 간, 호박씨, 칠면조, 닭, 두부, 마른 수박씨, 아몬드, 땅콩, 맥아 엑기스, 우유, 요구르트 등이다.

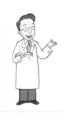

숙면을 도와주는 베스트 식품 8가지

비타민 C환 대추

빨간 대추에는 단백질, 당류, 유기산, 아미노산, 셀레늄, 칼슘, 인, 철분 등 다양한 영양성분이 들어있다. 그 중에서도 당류와 비타민 C가 아주 풍부하다.

특히 진정효과와 최면 효과가 있으며, 혈압을 내리게 하는 효능도 있는 것으로 알려져 있다.

두뇌 영양제 호두

머리를 좋게 하는 것으로 알려진 호두에는 비타민 B_1, B_2, C, 비타민 E와 카로틴, 니코틴산, 단백질, 탄수화물, 칼슘, 인, 철분 등 다양한 성분이 함유돼 있어 영양가치가 상당히 높은 식품이다.

이러한 호두는 예로부터 뇌세포를 자양하고 뇌기능을 높여 주는 작용이 있는 것으로 알려지면서 수험생을 위해 권장하는 식품이며, 호두에 많이 함유돼 있는 니코틴산은 불면증과 고혈압에 좋다고 알려져 있다.

검붉은 영양덩어리 오디

뽕나무 열매인 오디에는 레시틴, 니코틴산, 사과산, 비타민 B_1, B_2 C가 풍부하게 함유돼 있는 것으로 알려져 있다. 따라서 오디는 신경쇠약이나 불면증, 건망증 등에 좋은 치료 효과가 있는 식품 중 하나이다.

천연 수면제 밀

밀은 심장을 보호하고 비장의 기능을 도와주는 효능이 있다. 따라서 가슴 답답함과 갈증을 해소하는 효능이 크다. 응용시에는 통밀을 삶아서 먹으면 좋다.

검은 영양제 목이버섯

목이버섯은 기를 보하고 피를 생성하며 폐

를 윤택하게 하는 효능이 있다. 따라서 평소 잠이 잘 안 오거나 숙면을 취하지 못하는 환자가 보조식품으로 먹으면 좋다.

신경 안정제 상추

상추에는 열을 내리고 가래를 삭히는 효능이 있다. 특히 정신안정과 진정작용이 있어 신경쇠약성 불면증에 가장 좋은 식품이다.

또한 상추 줄기에 함유되어 있는 라쿠코피코린이라는 성분은 기분을 가라앉히는 작용이 있어 잠이 잘 오게 해준다.

따라서 저녁에 상추쌈을 먹든지, 잠자리에 들기 전 상추주스를 만들어 마시면 좋다.

아삭아삭 상큼한 맛 미나리

상큼한 향기가 미각을 돋우는 미나리는 그 성질이 냉하고 맛은 달며 쓰다. 주로 간장을 편안하게 하고 열을 내리는 효능이 있으며 뇌를 맑게 하면서 정신을 안정시켜주는 효능이 있다.

또한 미나리에 들어있는 성분은 혈압을 내리고 식욕을 증진시키며 위장과 비장을 튼튼하게 하는 등의 약리작용이 있어서 신경쇠약으로 인해 유발된 불면증에 좋은 효과를 나타낸다.

바다의 영양제 굴

바다의 영양 굴에는 단백질, 지방, 탄수화물, 칼슘, 인, 철분, 비타민 A, 니코틴산 등이 함유돼 있어 몸의 음기를 보하고 피를 맑게 해주는 효능이 있다. 특히 마음과 정신을 안정시켜 주는 효능이 뛰어난 식품 가운데 하나이다. ✖

건강다이제스트가 펴낸 건강 필독서

     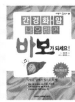 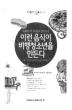

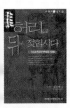 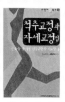

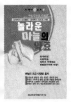 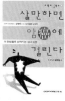 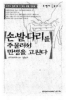

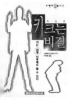 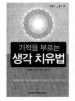 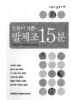 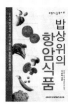

한권의 책이 건강과 장수를 드립니다

한방
키
키우기

···

저자 / 대한한방성장학회 共著

1판 1쇄 인쇄 / 2006년 5월 20일
1판 1쇄 발행 / 2006년 6월 1일

발행처 / 건강다이제스트사
발행인 / 이 정 숙
디자인 / 황 윤 진

출판등록 / 1996. 9. 9
등록번호 / 03 - 935호
주소 / 서울특별시 용산구 효창동 5-3호 대신 B/D 3층(우편번호 140-896)
TEL / (02) 702 - 6333   FAX / (02) 702 - 6334

값 10,000 원
ISBN 89 - 7587 - 046 - 4 03510